DE

LA PARTURITION

DES PRINCIPALES

FEMELLES DOMESTIQUES;

PAR

L. V. DELWART,

Médecin vétérinaire de 1re classe; professeur de pathologie,
clinique et épizooties à l'École vétérinaire et d'agriculture de l'État,
à Cureghem lez-Bruxelles;
ancien repétiteur de pathologie, clinique et médecine opératoire
à l'École royale d'Alfort, etc., etc.

BRUXELLES,

SOCIÉTÉ ENCYCLOGRAPHIQUE DES SCIENCES MÉDICALES,
RUE DE FLANDRE, N° 155.

1839.

PRÉFACE.

Si la médecine vétérinaire fait tous les jours de nouveaux progrès, elle les doit principalement aux écrits et aux observations des praticiens zélés qui exercent cette utile profession. Tout vétérinaire jaloux de payer un tribut à l'art qu'il exerce, examine quelles sont les lacunes qui s'y trouvent et cherche à les combler ; c'est ainsi que ne voyant rien d'écrit spécialement sur la parturition des principales femelles domestiques, j'ai essayé de rassembler les matériaux épars, d'y joindre les observations d'une pratique de quinze années et d'en former le petit ouvrage que j'ai l'honneur d'offrir à la science vétérinaire. C'est l'importance de cette branche de notre art qui m'a déterminé à entreprendre cette tâche, les jeunes vétérinaires lancés dans la carrière épineuse de la pratique m'en sauront gré, je l'espère, ils trouveront dans cet écrit un guide pour les différents cas de parturition. Le cultivateur y puisera des conseils et des connaissances, qui le mettront à même d'apprécier l'importance de cette partie de la médecine vétérinaire et en garde contre l'empirisme et le charlatanisme dont l'influence n'est que trop funeste, surtout dans les campagnes. En effet ne voyons-nous pas dans chaque village, que dis-je, dans chaque hameau, des hommes étrangers à l'art de guérir, stupidement accrédités pour cette opération par des personnes crédules qui finissent toujours par en être les dupes, et ces personnes n'ont recours à l'homme de l'art, que quand l'ignare opérateur a épuisé toutes ses forces et son prétendu savoir, alors que tout espoir de réussite est perdu. Combien de mortalités ? combien d'êtres ne voyons-nous pas chaque année enlevés à l'agriculture, la plupart de ces mortalités sont dues à l'incurie et à l'ignorance de ceux qui se piquent d'être doctes en accouchements.

Les médecins dont les efforts ne tendent qu'au bien-être de l'espèce humaine, ont tellement senti l'importance de tout ce qui a rapport à la délivrance de la femme qu'ils en ont fait un corps de doctrine, une science particulière ; pourquoi nous vétérinaires avons-nous laissé les moyens propres à favoriser la parturition dans une espèce d'oubli, dans un cahos, un labyrinthe en quelque sorte ? pourquoi n'avons-nous pas cherché plus tôt à fixer l'attention sur cet art, en rassemblant les matériaux fournis par nos devanciers et par nos contemporains ? serait-ce parce que la vie des animaux n'est pas aussi précieuse que celle de l'homme ? c'est probable ! Mais toute comparaison à part et sans toucher à la question morale, n'est-ce donc rien que l'intérêt du propriétaire, l'intérêt du consommateur et l'intérêt de l'État ? ne devons-nous pas chercher autant qu'il est en nous à conserver et à multiplier les agents qui concourent à la prospérité de l'agriculture et partant des nations ? car sans agriculture pas de commerce ; sans nos précieux animaux domestiques pas d'agriculture.

Dans ce petit ouvrage nous avons rassemblé et coordonné les différents sujets qui ont rapport à la parturition : nous commençons d'abord par la gestation, nous disons un mot sur les signes qui la font reconnaître et sur les soins à donner aux femelles durant cet état ; nous parlons de l'avortement, des phénomènes qui l'accompagnent et des causes qui le déterminent : nous arrivons à la parturition, nous définissons les différentes divisions qu'on a adoptées ; nous traitons des différentes positions dans lesquelles le fœtus peut se trouver, et nous indiquons les moyens les plus rationnels, pour terminer cette opération naturelle dans chacune des positions. Nous indiquons les soins à donner aux nouveau-nés ainsi qu'aux femelles après la mise bas, nous parlons de la délivrance, des enveloppes du fœtus et de la lactation ; nous énumerons les règles générales à observer pendant et après la parturition, et les opérations qui y sont nécessitées dans certains cas. Nous avons cru utile pour fixer l'attention des vétérinaires et faire disparaître quelques préjugés populaires, de traiter des maladies auxquelles les femelles sont le plus exposées après la parturition, ainsi que des maladies des nouveau-nés, et nous avons terminé la tâche que nous nous étions imposée, par la description des instruments que nécessitent certains cas de mise bas, ainsi que d'un bandage contentif qui sert à maintenir la matrice après en avoir opéré la réduction.

Guidé par l'intention d'être utile, je livre cette production avec confiance ; mes collègues sauront apprécier l'importance du sujet et le bien être que pourra produire cet aperçu sur la parturition ; je m'attends à recevoir d'eux, sinon des éloges, au moins une critique juste et franche, d'où il puisse jaillir quelque lumière pour la science que nous professons.

DE LA PARTURITION

DES PRINCIPALES

FEMELLES DOMESTIQUES.

De la Gestation.

La gestation n'est autre chose que le temps qui s'écoule depuis le moment de la conception jusqu'à celui de la parturition. Pendant la durée de cette période, qui est plus ou moins longue, suivant l'espèce d'animal, le germe fécondé se développe, l'embryon se forme, prend l'accroissement qui lui mérite le nom de fœtus, enfin lorsqu'il est assez développé, que ses organes ont acquis assez de perfection pour qu'il puisse vivre dans un nouveau milieu ou dans un élément autre que celui dans lequel il s'est trouvé jusqu'alors plongé, il est expulsé du corps de la mère et c'est cette expulsion qui constitue la *parturition*.

La durée de la gestation varie selon l'espèce à laquelle appartient la femelle, ainsi la jument et l'ânesse ont une gestation de onze à douze mois, la vache de neuf, la brebis de cinq, la truie de quatre, la chienne de deux mois, etc.

Des auteurs rapportent que la durée de la gestation est en raison de la durée de la vie, cela n'est point parfaitement exact, car la durée de la gestation chez la femme est à peu près la même que dans la vache. Cependant l'espèce humaine vit plus longtemps que l'espèce bovine ; abstraction faite de cette particularité, les rapports à la longévité paraissent plus exacts dans les femelles des animaux domestiques entre elles.

Malgré le temps fixé par la nature pour la durée de la gestation, cette fonction naturelle et momentanée n'atteint pas toujours son terme ; des circonstances particulières forcent quelquefois la nature à se débarrasser du produit de la conception avant qu'il ne soit arrivé au perfectionnement nécessaire pour existe dans un autre milieu et s'assimiler lui-même les substances qui doivent servir à sa conservation et à son accroissement. Cette expulsion prématurée porte le nom d'avortement.

Des signes qui annoncent la gestation.

Les signes qui accusent l'état de grossesse dans nos femelles domestiques ne sont pas toujours tellement patents qu'on ne puisse s'y tromper, surtout dans la jument. En effet, nous avons été témoin de plusieurs exemples de parturition dans cette espèce sans qu'aucun phénomène précurseur se fût manifesté, et sans qu'on se fût douté que l'état de plénitude existât. Cependant le premier indice de la conception est la cessation des chaleurs aux périodes accoutumées, la femelle ayant été saillie, quoique l'on ait des exemples de femelles qui ont cessé d'être en chaleur sans avoir conçu, et qu'on en ait vu d'autres recevoir le mâle, quoique dans un état de gestation déjà avancée.

Lorsque la grossesse date de quelques

mois, qu'elle est parvenue à mi-terme, le ventre prend plus d'ampleur, descend, s'avale, la partie supérieure des flancs se creuse, les muscles fessiers s'affaissent, les hanches paraissent plus élevées, ainsi que le tronçon de la queue. Ces signes sont d'autant plus apercevables que la gestation est plus avancée et approche du terme de la parturition. Lorsque la gestation a parcouru au delà de la moitié de sa période, il n'est plus aussi difficile de constater l'état de plénitude dans nos femelles domestiques ; outre les signes précités, on peut apercevoir les mouvements du petit sujet, surtout au moment où l'on abreuve la femelle le matin à jeun, par l'exploration du flanc droit à sa partie inférieure, on peut aisément s'assurer de la présence ou de la non-existence d'un fœtus dans la matrice ; lorsqu'il existe on sent un corps dur, résistant, et si on maintient la main appliquée sur cette région, l'appuyant passablement, on ressent une espèce de frémissement produit par les contractions du petit être qui se trouve, à cause de cette même pression, dans un état de gêne. Ces signes augmentent au fur et à mesure que le terme approche; alors il n'y a plus à s'y méprendre, le volume du ventre, le creusement des flancs, les mouvements presque continuels du produit de la conception, le développement des mamelles, etc., ne vous laissent aucun doute sur la grossesse de la femelle.

Des soins à donner à la femelle pendant la gestation.

Les bêtes pleines, dit M. Hurtrel-d'Arboval, dans son Dictionnaire de médecine et de chirurgie vétérinaires, demandent plus de soin et de surveillance que celles qui ne le sont pas; elles doivent être placées dans des écuries, étables ou bergeries, de manière à ne pas se trouver gênées soit par le trop grand nombre d'animaux, soit dans des loges trop étroites, soit entre des barres qui vacillent; on ne doit pas les laisser manger ni boire surtout des liquides froids, et encore moins les passer à l'eau le corps étant en sueur. Il est à désirer qu'on puisse laisser les femelles en état de gestation aussi libres et isolées qu'elles désirent l'être, ou au moins si on ne le peut, qu'on les attache long; une bonne litière est indispensable. Rien ne leur est plus nuisible en cet état que de croupir dans un air épais et non renouvelé, comme le devient souvent celui des demeures des animaux domestiques par le vice des constructions rurales; rien peut-être ne les prédispose davantage à l'avortement.

Ce qu'il importe de faire éviter aux femelles pleines, c'est tout ce qui peut déterminer une irritation vers l'utérus et ébranler le fruit de la concéption. C'est ainsi qu'elles doivent être garanties des coups, des percussions sur l'abdomen, les reins, etc., enfin de toute violence extérieure qui pourrait retentir jusque sur l'antre utérin et occasionner la mort du fœtus.

On a un peu discuté, dit le même auteur, sur un point qui n'aurait jamais dû prêter matière à difficulté, celui du travail des juments pleines; de part et d'autre on a mis une certaine chaleur à soutenir l'affirmative et la négative sans que le sujet en vaille la peine, tant la question soulevée à son occasion est facile à résoudre. Prétendre que tout travail doit être interdit aux juments poulinières durant le temps de leur gestation, au moins n'admettre aucun milieu entre l'inaction la plus absolue et les travaux les plus fatigants, les plus durs et les plus pénibles, comme si les animaux ne pouvaient ni s'exercer ni travailler autrement, c'est avancer une assertion qui n'est pas soutenable, et que les faits les plus constants démentent chaque année. Autant les deux extrêmes sont à éviter, autant le juste milieu est salutaire, utile et nécessaire. Dans les pays d'élèves, les juments de trait travaillent journellement et jusqu'au dernier moment. Il en est même qui poulinent dans les champs; d'autres ne discontinuent pas un seul jour un service très-fatigant, etc. Que diraient, que feraient d'ailleurs nos cultivateurs s'ils en étaient réduits à promener seulement leurs juments consacrées à la réproduction sans pouvoir les employer à leurs travaux ordinaires et habituels, qui tendent à régulariser leurs mouvements vitaux, qui ne peuvent, par conséquent, faire aucun mal aux animaux pourvu qu'on en use avec ménagement? que le travail soit modéré et réglé, et surtout qu'on ne le rende pas plus pénible, soit en en prolongeant la durée, soit en le changeant de nature ou en l'accélérant. Dans plusieurs départements français favorables à élever des chevaux, dit Hurtrel d'Arboval, de qui j'emprunte une grande partie de ce chapitre (et il en est de même en Belgique), la culture se fait avec des juments, et les exploitations rurales s'enrichissent chaque année à peu près d'autant de poulains qu'il y a de bêtes de trait; cependant ces poulains sont pour l'ordinaire et pour la plupart préférables, nous ne disons pas en beauté, mais en force et en qualité, à ceux qui sont nés dans les haras les mieux tenus, et pourtant les mères travaillent toute l'année et tous les jours jusqu'au moment de mettre bas. Le travail n'est donc pas dangereux pour les bêtes pleines, quoi qu'on en ait dit, surtout si on le modère à mesure que la gestation avance, ce qu'on est loin de faire toujours; nous le croyons, au contraire, aussi avantageux aux juments de trait, qu'un exercice convenable et régulier est salutaire aux bêtes qui ne sont pas destinées au même ordre de service; les cultivateurs attentifs observent, et nous l'avons observé aussi, que la gestation en est plus heureuse et la parturition moins laborieuse.

Le même auteur, et nous partageons son opinion, regarde comme un abus de saigner indistinctement les juments pendant la gestation; on a l'habitude de les saigner une ou deux fois à des époques indéterminées. On a voulu justifier cette précaution par l'état de pléthore considérée comme l'unique cause de la plupart des accidents auxquels sont exposées les femelles pleines; cet état est bien, en effet, un phénomène de la gestation, mais c'est précisément parce qu'il est en quelque sorte inhérent à cette situation qu'il ne faut pas y attacher trop d'importance et ne s'en occuper que lorsqu'il est porté à un point considérable, et qu'il menace la femelle d'accidents auxquels il devient nécessaire d'apporter remède. C'est ce qui peut arriver aux bêtes qui restent habituellement à l'écurie et dans l'inaction pendant leur gestation, à celles qui sont naturellement sanguines, jeunes et grasses,, dans tous les cas d'inflammation, surtout aux approches de la parturition. Les signes qui indiquent la nécessité de la saignée sont la plénitude et la dureté du pouls, la pesanteur de la tête, l'engorgement du bas des membres postérieurs, le gonflement et la saillie des vaisseaux apparents; c'est après la moitié ou vers le troisième quart de la période de la gestation que ces symptômes de pléthore se dessinent le plus ordinairement. Il convient encore de pratiquer la saignée lorsque l'animal éprouve de légères coliques (fausses douleurs) quelques semaines avant la parturition. En général les saignées que l'on pratique sur les femelles pleines doivent être petites; trois livres tout au plus de sang suffisent, sauf à réitérer l'opération si la nécessité le réclame; les fortes saignées produisant une trop forte déplétion sanguine peuvent devenir cause de l'avortement. Il en est de même des saignées contre-indiquées, surtout quand elles se pratiquent sur des femelles vieilles et débiles.

Comme le dit fort bien Hurtrel d'Arboval, un point beaucoup plus important à considérer est celui de la nourriture qui doit être proportionnée à la force, à la stature et à l'âge de la femelle pleine, au genre d'exercice auquel on la soumet, et à l'époque de la gestation; plus celle-ci est avancée, plus les aliments doivent être abondants; ils doivent l'être surtout à l'égard des femelles qui rapportent tous les ans, ainsi que pour celles d'un âge déjà avancé; parce qu'elles ont à fournir à la fois au développement du jeune être qu'elles renferment dans leur sein, et à l'alimentation de celui auquel elles ont donné le jour. Dans tous les cas, les aliments seront de bonne nature, contenant beaucoup de principes nutritifs, sous un petit volume, et de très-facile digestion. L'expérience nous a prouvé les funestes effets de l'usage d'aliments peu substantiels et de difficile digestion, donnés aux femelles pleines ; de nombreux avortements en sont presque toujours la suite inévitable.

Lorsque des accidents ou des maladies surviennent dans les femelles en état de gestation, il faut ajouter à l'exécution des préceptes qui viennent d'être indiqués, l'emploi des moyens propres à les combattre ; mais il faut bien se garder d'administrer des médicaments incendiaires qui bouleversent l'économie en produisant une perturbation générale ; les purgatifs drastiques trop souvent employés par les maréchaux et les empiriques, sont de ce nombre ; en imprimant leur secousse à l'utérus, ils peuvent détacher le produit de la conception et devenir cause de son expulsion avant le terme ordinaire de la nature. Il en est de même des médicaments dits emménagogues, c'est-à-dire qui ont une tendance particulière à agir sur la matrice et en provoquer les contractions ; dans cette catégorie les principaux sont : la sabine, la rue et le seigle ergoté.

De l'avortement.

L'avortement consiste dans la sortie du fœtus de la matrice avant le terme déterminé par la nature, avant que le petit sujet ait acquis assez de développement et de force pour vivre séparé du corps de la mère, enfin avant qu'il soit viable.

Il ne faut pas confondre l'avortement avec la parturition prématurée ; dans cette dernière l'opération a bien lieu avant le terme ordinaire de la gestation, mais ce terme est peu éloigné, le petit sujet est assez développé, ses organes ont acquis assez de force et de perfection pour vivre dans un autre milieu, et s'assimiler les substances qui doivent servir à sa conservation et à son accroissement. A une époque plus éloignée de la parturition, le développement est moins avancé, les organes sont moins parfaits, les éléments de la vie ne sont pas assez nombreux, et si l'impulsion n'était pas donnée, ou si la vie, dans le produit de la conception, n'était pas continuellement alimentée par les principes provenant d'un foyer de vitalité de la mère, il mourrait bientôt; or, aussitôt que le fœtus est sorti du corps de sa mère, le foyer de vie est en lui, il doit vivre sur son propre fonds, s'il n'a pas tout ce qui lui est nécessaire pour cela, il ne peut exister, alors il y a avortement.

Lorsque le terme ordinaire de la gestation n'est point éloigné, quoique le sujet ne soit pas assez fort, que ses organes ne soient pas aussi parfaits qu'à l'époque ordinaire de la gestation, leur degré est suffisant pour que le fœtus vive; ce n'est plus alors un avortement, c'est une parturition prématurée.

Dans l'espèce humaine, au bout de sept mois de gestation le fœtus est viable, un accouchement à ce terme est prématuré; mais avant cette époque, l'enfant ne pouvant vivre, il y a avortement. Dans la vache, la gestation étant de même durée que dans la femme, le veau qui naît à sept mois est viable ; il ne faut pas oublier qu'au terme de sept mois pour que la parturition soit considérée comme prématurée, il faut que le petit sujet soit vivant, qu'il jouisse de la santé, que son expulsion n'ait pas été occasionnée par une cause accidentelle, autrement c'est un avortement.

Il doit en être de même dans les autres femelles comparativement à la durée de leur gestation.

Ainsi donc, l'avortement diffère essentiellement de la parturition prématurée, en ce que le premier résulte de causes accidentelles, que le petit sujet est mort ou mourant, que c'est toujours une opération contre nature, un cas pathologique; tandis que dans la parturition prématurée, tout est naturel, il n'y a pas de cas pathologique, et le petit sujet est viable.

Des phénomènes de l'avortement.

Les phénomènes de l'avortement peuvent, comme ceux de la parturition, être divisés en précurseurs et en concomitants ou prochains.

Les premiers ou précurseurs sont quelquefois nuls; il n'est pas rare de voir tout à coup une femelle se disposer à avorter; il n'est pas rare non plus de trouver près d'elle le produit de la conception, sans aucun signe qui aurait pu déceler l'approche de cette opération contre nature. Cependant ils existent quelquefois, et diffèrent de ceux de la parturition naturelle sous certains rapports; dans l'avortement la bête est plus inquiète, le malaise est plus grand, les mamelles se dessèchent, elle perd l'appétit, elle est souvent couchée, paraît accablée, il y a des dérangements notables dans le pouls, qui est fréquent, tendu, quelquefois intermittent; les mouvements du petit sujet apercevables aux secousses du flanc droit diminuent, s'affaissent, deviennent plus rares et cessent; le fœtus est alors très-faible ou mort, la vulve laisse échapper un liquide glaireux, jaunâtre ou rougeâtre exhalant une odeur infecte. Cette particularité indique toujours la mort ancienne du fruit de la conception. C'est le plus fréquemment dans la vache que l'on rencontre ces phénomènes.

Les phénomènes prochains arrivent, comme le mot l'indique, très-près de l'avortement, la bête témoigne du malaise, elle se plaint, se couche et se lève alternativement, se livre à des mouvements désordonnés comme si elle était atteinte de colique, elle fait des efforts expulsifs qui sont bientôt suivis, s'il n'existe aucun obstacle, de la sortie du fœtus et souvent de ses enveloppes; cela se passe presque toujours ainsi dans la jument, surtout lorsque le fœtus est encore loin d'être à terme; mais il n'en est pas si souvent de même dans la vache et la brebis, la face interne de l'utérus de ces dernières femelles étant pourvue de trente à quarante cotylédons qui forment autant de points d'attache à l'arrière-faix, ce dernier demeure dans la matrice, si on ne l'en extrait, jusqu'à ce qu'il tombe en putréfaction et est rejeté au dehors par lambeaux qui exhalent une mauvaise odeur.

Causes de l'avortement.

Les causes de l'avortement sont nombreuses et souvent inconnues. On peut considérer comme pouvant y donner lieu tout ce qui tend à diminuer d'une manière notable les communications naturelles qui existent entre la mère et le foetus. Ainsi les coups portés sur les parois abdominales, les chutes peuvent tuer le petit sujet, de même que les courses rapides, les travaux excessifs, les sauts pour franchir des fossés et des haies, les compressions de l'utérus exercées soit par l'encombrement des animaux ou le défaut d'espace, soit par la réplétion de l'estomac; c'est ce qui arrive souvent dans les ruminants à la suite d'indigestion, quand il y a développement de gaz, dans le rumen; celui-ci refoule la matrice vers la cavité pelvienne, la comprime parfois assez fortement pour faire cesser les communications qui existent entre la mère et le foetus.

Dans les monodactyles, les douleurs aiguës

de l'abdomen, connues sous le nom générique de *coliques*, qui causent une agitation extrême, font aussi éprouver à l'utérus un ébranlement capable de provoquer l'avortement. L'excès d'embonpoint, sans savoir comment l'expliquer, peut amener le même résultat. L'état opposé, c'est-à-dire l'adynamie, est aussi une cause d'avortement; dans cette circonstance, les rapports qui existent entre la mère et le petit sujet ne sont sans doute pas assez connexes, l'influence vivifiante est trop faible, la vie languit, le fœtus meurt bientôt et se putréfie souvent dans l'antre utérin.

Les larges saignées, les maladies des femelles, l'administration de substances médicamenteuses irritantes, surtout celles qui agissent principalement sur l'utérus ou en produisant une perturbation générale dans l'économie (les emménagogues, les purgatifs drastiques) se groupent aussi autour des causes déterminantes de l'avortement.

On a encore admis des causes enzootiques et des causes épizootiques. Certains auteurs n'admettent pas ces causes tout en admettant un avortement général d'un troupeau de brebis ou de vaches. Le fait est que ces avortements se rencontrent presque toujours quand l'un ou l'autre de ces troupeaux est atteint de maladies, telles que la clavelée et la cachexie aqueuse dans l'espèce ovine; le typhus et la pleuro-pneumonite-gangréneuse dans l'espèce bovine, etc., etc., alors la maladie régnante est la cause évidente de l'avortement.

L'avortement dit épizootique s'est vu à la suite d'années pluvieuses qui n'avaient pas permis de faire la moisson d'une manière convenable, les animaux n'ayant pour nourriture que des aliments avariés, tels que la paille rouillée, poudreuse, le foin moisi, vaseux, l'avoine javelée, etc., c'est principalement dans les ruminants que l'on observe cet accident, ces animaux étant forcés de prendre une grande quantité de ces substances indigestes et peu nutritives, le rumen se trouvant constamment dans un état de replétion, refoule les viscères abdominaux, comprime l'utérus et empêche par là le petit être de se développer en interrompant plus ou moins la libre communication qu'il a avec sa mère, et par la suite le fait périr (1).

(1) Nous avons observé cette année un avortement qui pouvait être regardé comme enzootique. Depuis vingt ans toutes les vaches d'un troupeau fort de trente bêtes avortaient chaque année, et si par hasard un veau arrivait à terme, il était tellement chétif et difforme qu'il mourrait quelques jours après sa naissance. Les causes de ces avortements nous paraissent être la trop grande quantité de drêche et de balles de céréales avec lesquelles on alimentait ces bestiaux, le rumen et le feuillet formaient une masse compacte qui pesait sur le fœtus, empêchait son développement et finissait par le tuer. Six de ces animaux ayant été soumis par nos soins à une autre alimentation, les racines tuberculeuses et pivotantes (pommes de terre, navets, carottes, etc.) remplacèrent les substances peu nutritives qui entretenaient, si je puis le dire ainsi, une indigestion permanente. Ce régime fut secondé par l'administration d'une décoction de graines de lin à la dose de cinq à six seaux par jour, et par un breuvage composé d'une livre de sulfate de soude à chaque bête et nouseûmes l'avantage de voir après huit jours de ce traitement évacuant ces six vaches guéries et les organes de la digestion exécuter leurs fonctions normalement. Le propriétaire dut se rendre à l'évidence, malgré la répugnance qu'il éprouvait de laisser traiter ses vaches (car il se croyait ensorcelé et il avait plus de confiance en un prêtre qu'en un vétérinaire), cependant il me laissa agir à ma guise et observa strictement les mesures que je prescrivais ; aussi au bout de cinq semaines de traitement, car je n'agissais que sur un petit nombre de bêtes à la fois, j'eus la satisfaction de conjurer le prétendu sortilége qui depuis vingt ans portait atteinte à la fortune d'un

Il arrive quelquefois dans des femelles qui ont été saillies que les germes dégénèrent, qu'ils ne sont autre chose que de faux embryons que l'on désigne sous le nom de *Môles*. Ces productions anormales demeurent plus ou moins longtemps dans la matrice; mais sont pour l'ordinaire expulsées avant le terme de la gestation.

Traitement.

Comme dans la parturition, l'avortement ne s'exécute pas toujours naturellement, il arrive assez souvent que les lumières du vétérinaire sont réclamées. En effet, cet avortement peut se trouver laborieux, tumultueux, contre nature, on peut rencontrer des obstacles qui s'opposent à la sortie du

---

laborieux cultivateur. Le fléau destructeur était complétement disparu; vingt-huit veaux sont arrivés à terme et bien portants. Espérons que cette observation éveillera l'attention des cultivateurs et des vétérinaires sur l'hygiène des femelles des ruminants pendant leur gestation. Flandrin regardait comme cause de nombreux avortements de la vache et de la brebis, la dureté du rumen et du feuillet.

petit sujet, tels que sa position, son volume.

Le fœtus est quelquefois météorisé, gonflé par le développement des gaz ou l'accumulation des liquides, putréfié, etc. On peut encore rencontrer des obstacles qui dépendent de la conformation de la mère, dont les organes de la génération ne sont pas conformés comme ils devraient l'être pour la sortie du fœtus, des maladies de ces organes et des organes voisins, tels que la rigidité du col de l'utérus, son état squirrheux, les exostoses qui rétrécissent la capacité du vagin, le peu de diamètre de ce dernier, etc. Tous ces obstacles à la sortie du jeune être dans le cas d'avortement étant les mêmes et exigeant les mêmes manipulations et les mêmes connaissances que dans les cas analogues qui se présentent lors de la parturition, nous renvoyons nos lecteurs au chapitre *parturition*. Pour les soins qu'exigent les femelles après l'avortement, nous les engageons aussi à consulter l'article *des soins à donner aux femelles après la parturition*.

Si le produit de la conception est quelquefois éliminé de l'antre utérin avant le terme fixé par la nature, il arrive aussi, mais très-rarement, qu'il y est retenu au delà de ce terme, nous avons plusieurs exemples de fœtus restés dans la cavité de la matrice après le temps de la gestation. C'est toujours dans la vache et la brebis que l'on a observé ces faits, le fœtus étant mort est retenu dans l'utérus au lieu d'être chassé au dehors comme dans l'avortement ordinaire, il se dessèche, s'y conserve plus ou moins longtemps sans s'y altérer, il se couvre d'une couche jaunâtre comme terreuse qui s'oppose à la putréfaction ; pour notre part nous avons rencontré deux faits de cette nature dans la vache ; le premier est un fœtus resté pendant vingt mois dans la matrice, et le second est un autre fœtus qui y a séjourné pendant près de deux ans (1). La première de ces femelles a

(1) Il est à remarquer que dans ce dernier fait, le fœtus était à terme, la bête avait présenté les signes prochains de la parturition ; insensiblement ces signes disparurent sans que la santé de l'animal en parût altérée, la sécrétion laiteuse s'établit

languit, elle est tombée dans un marasme qui lui a occasionné la mort, et c'est en faisant l'ouverture du cadavre que nous avons reconnu cette production. La seconde vache n'ayant plus eu de période de chaleur, fut engraissée et livrée à la boucherie, et c'est là que l'on a reconnu la présence de ce corps, devenu en quelque sorte étranger. Il est inutile d'ajouter que nous avons pris toutes les précautions nécessaires pour constater l'exactitude de ces faits.

M. Huzart fils, a offert en 1815 à la société de médecine de Paris, une matrice de brebis contenant un fœtus à terme bien conservé, qui paraissait avoir séjourné pendant trois ans dans la cavité utérine. Morel de Vindé a observé un fait analogue dans une de ses brebis.

De la Parturition.

La parturition est l'action par laquelle le

tellement bien que le cultivateur crut que sa vache avait mis bas sans qu'on s'en fût aperçu et que le veau avait été enlevé et transporté ailleurs par les chiens de sa basse-cour.

produit de la conception parvenu au terme de son développement est expulsé au dehors de la cavité de la matrice à travers les voies génitales. Les femelles mettent bas d'elles-mêmes par les seuls efforts de la nature ; mais il arrive des circonstances où il se présente des obstacles qui nécessitent les secours de l'art, sans lesquels la parturition ne pourrait pas s'effectuer ou du moins ne pourrait s'opérer que d'une manière funeste, soit pour la mère, soit pour le petit sujet, soit enfin pour tous les deux à la fois.

Cette opération naturelle ne s'effectue pas sans produire des phénomènes qui indiquent jusqu'à quel degré le travail de la parturition est avancé. Ces phénomènes ont été divisés en précurseurs et en prochains.

Les phénomènes précurseurs commencent à s'annoncer quelques jours avant l'expulsion du foetus ; dans les grandes femelles ils s'observent même quinze jours d'avance. Ils consistent dans l'engorgement des mamelles, qui augmentent successivement de volume, deviennent dures, tendues, douloureuses à leur base ; ces phénomènes sont d'autant plus apercevables qu'ils s'observent chez des femelles dont on ne met pas le lait à profit après le sevrage du nourrisson, et dont les mamelles, après cette époque, se flétrissent, s'affaissent et perdent le volume qu'elles avaient, la jument, par exemple, est dans cette catégorie. Cet état se prolonge aux mamelons, et l'engorgement augmente de jour en jour; à mesure que l'époque arrive on remarque qu'il se continue entre les fesses et le long du raphée, en ce moment on s'aperçoit que la vulve se tuméfie, un liquide visqueux y suinte de ses lèvres, il est surtout abondant dans la vache, le ventre s'avale, les flancs se creusent et le bassin s'abaisse entièrement, la croupe devient horizontale, les hanches sont écartées, on dit alors que la bête se *demanche*, se *brise;* en exerçant une traction sur les mamelons il en sort un liquide séreux qui devient lactescent et constitue la matière connue sous le nom de colostrum, ou premier lait. A cette époque il est prudent de surveiller de près les femelles, car d'un moment à l'autre les signes prochains peuvent arriver, et la parturition avoir lieu.

Les phénomènes prochains se traduisent par une anxiété, un trouble, une agitation continuelle, un sentiment de malaise; l'animal se tourmente, se couche et se relève comme s'il était atteint de coliques, mange peu et par moment, la vache mugit, la brebis bèle, ces cris indiquent l'anxiété, enfin des efforts se manifestent, ce qui constitue les douleurs. Dans ce travail, les efforts sont expulsifs comme pour rendre les matières fécales; ils n'en diffèrent qu'en ce qu'ils sont plus violents, plus prolongés, plus énergiques; les petites espèces cherchent un lieu obscur, solitaire, où elles se font une espèce de petite couchette, les grandes femelles sont ordinairement couchées, se mettent sur leur côté, quelquefois restent sur leur séant, allongent les membres antérieurs pour exécuter les efforts musculaires; si elles restent debout, chose qui arrive parfois, elles se tiennent comme accroupies, les membres fléchis et rapprochés du centre de gravité. Ce travail continuant, les lèvres de la vulve s'écartent, on aperçoit une espèce de vessie qui contient un liquide ; c'est une partie du placenta et des autres membranes fœtales qui forment poche et le liquide est l'eau de l'amnios et de l'allantoïde. Par suite de la continuation des contractions utérines et des efforts opérés par les muscles abdominaux, cette poche s'approche davantage de l'extérieur, finit par se rompre et laisse échapper un liquide glaireux qui lubréfie les parties, les relâche, favorise la dilatation des ouvertures et conséquemment le passage du fœtus. Alors, quelques efforts suffisent, si la parturition est naturelle, pour vous laisser apercevoir les membres antérieurs et la tête du petit sujet, apparition qui est bientôt suivie de sa sortie totale.

Il arrive quelquefois et surtout quand la parturition n'est pas naturelle, que les eaux se cassent, pour me servir de l'expression vulgaire, dans l'intérieur avant que les parties soient assez dilatées pour permettre à la parturition de s'effectuer, alors le vagin se dessèche et la sortie du fœtus en est plus difficile. Nous indiquerons les moyens d'obvier à cet inconvénient à l'article *règles générales à observer lors de la parturition.*

Cette opération qui termine la gestation a été considérée sous deux points de vue principaux, c'est-à-dire suivant l'époque où elle a lieu et suivant la manière dont elle s'exécute ; sous le premier point de vue la parturition est dite prématurée, à terme, et tardive.

La parturition prématurée est celle qui arrive avant le terme ordinaire de la gestation, le petit ayant pris assez d'accroissement pour vivre dans un nouveau milieu et s'assimiler les substances propres à son existence; sans ces conditions c'est un avortement. A terme, c'est quand le fœtus ne sort de la cavité utérine qu'au terme naturel, c'est-à-dire au bout d'une gestation parfaite, époque qui varie selon l'espèce à laquelle la femelle appartient, comme nous l'avons indiqué à l'article gestation.

Tardive, quand le fruit de la conception

n'est expulsé de la matrice qu'à une époque qui dépasse le terme normal. Nous avons des exemples de juments qui n'ont mis bas qu'après treize mois de gestation, des vaches qui sont restées dix mois avant de vêler ; mais ces grandes différences sont rares, le plus souvent le retard n'est que de quelques jours.

Sous le deuxième point de vue la parturition est divisée en naturelle, laborieuse, tumultueuse, languissante et contre nature.

De la Parturition naturelle.

Dans la parturition naturelle, les seuls efforts de la nature suffisent, la bête n'a besoin d'aucun secours, tout se passe dans le meilleur ordre, le travail est bientôt terminé et le fœtus expulsé de l'utérus. Il arrive parfois cependant, surtout dans des femelles débiles, que malgré la position naturelle et les meilleurs apprêts de la part de la nature qu'il faille aider la sortie du fœtus par une légère traction sur ses membres, cet auxiliaire avance le travail et épargne à la mère des efforts expulsifs qui pourraient l'affaiblir davantage et être cause d'accidents ultérieurs, tant pour elle que pour son fruit.

Nous reconnaissons dans la parturition naturelle quatre positions différentes, savoir :

1re Position. Le fœtus présente les membres antérieurs, la tête reposant sur les genoux et l'encolure allongée de manière à former un cône dont la base est postérieure ; bientôt le front franchit les lèvres de la vulve et la sortie s'effectue sans grands efforts, on pourrait même dire par son propre poids; de toutes les positions naturelles c'est la meilleure et la plus avantageuse.

2me Position. Celle-ci est l'inverse de la précédente, le petit sujet présente les extrémités postérieures, chose facile à reconnaître, il suffit d'introduire la main dans la cavité vaginale pour s'en assurer, la présence de jarrets et de la queue ne vous laisse aucun doute sur la position, laquelle, quoique naturelle, n'est pas aussi avantageuse que la première, et exige de la part de la femelle des efforts expulsifs plus grands et plus soutenus, vu que la base du cône formé par le petit être se trouve en avant et que les poils se rebroussent en franchissant le bassin. Dans cette circonstance il est urgent de seconder la mère par une traction bien entendue sur les extrémités qui se présentent.

3me Position. Dans celle-ci, la tête et les membres antérieurs se présentent les premiers; mais le fœtus est couché sur le dos, sa sortie est à peu près aussi facile que dans la première position.

4me Position. La quatrième position est à la deuxième comme la troisième est à la première, par conséquent c'est l'inverse de la précédente, le ventre est aussi en haut, mais ce sont les membres postérieurs qui se presentent.

De la Parturition laborieuse.

La parturition est dite laborieuse toutes les fois que le petit, quoique placé dans une des quatre positions naturelles, ne peut être éliminé de la matrice par les seuls efforts de la nature , et que les secours de l'art sont nécessaires pour en favoriser et en opérer l'extraction.

Les obstacles qui rendent la parturition laborieuse sont nombreux , les uns dépendent de la mère , et les autres du fœtus.

Les obstacles à la parturition de la part de la femelle peuvent dépendre d'un vice d'organogénie ou de conformation dans les organes de la génération, ou provenir de leur état maladif. De ce nombre nous pouvons citer la conformation vicieuse du bassin , son exiguité , le développement d'une exostose, la présence d'un ou de plusieurs polypes ou condylômes, la rigidité du col de la matrice, son état squirrheux, etc. Nous pourrions encore classer dans cette catégorie l'irritabilité des femelles qui se livrent à des efforts tumultueux très-énergiques , qui , loin d'avancer le travail de la parturition, ne font que l'entraver , ainsi que la trop grande faiblesse qui ne permet pas à la mère d'exécuter des efforts suffisants pour opérer l'expulsion du produit de la conception ; mais , comme il est bon de s'appesantir sur ces deux états opposés, nous avons cru convenable d'en faire deux articles séparés, sous les dénominations de parturition tumultueuse et de parturition languissante.

Les obstacles à la parturition que présente le petit sujet, dépendent d'une monstruosité, d'un excès de volume, d'une hydrocéphale, d'une ascite ou hydropisie abdominale, de la météorisation et de la putréfaction. On peut encore regarder comme un puissant obstacle à la parturition la position vicieuse du fœtus; mais nous avons cru devoir en faire un article spécial sous le nom de parturition contre nature.

De la parturition laborieuse due à un vice de conformation du Bassin.

Le bassin mal conformé, trop étroit, celui qui présente une exostose, qui en rétrécit le diamètre, sont des causes puissantes qui s'opposent à la sortie du produit de la conception; ces cas sont rares à la vérité et fort heureusement, mais cependant on les rencontre quelquefois, alors la parturition est très-difficile, je dirai même impossible. Le vétérinaire appelé à donner des soins à une femelle ainsi conformée doit s'assurer d'abord en y portant la main quel est le diamètre à peu près qu'offre le bassin, puis enfonçant le bras et pénétrant dans la matrice, il juge par le tact en contournant les parties qui se présentent au col de la cavité utérine, si l'ouverture vaginale est assez grande, en secondant les efforts de la mère, pour donner passage à l'être qui doit la traverser.

Le passage étant reconnu possible, le petit sujet placé dans une position naturelle, l'opérateur tâche par une traction sur les membres antérieurs (si c'est le derrière qui se présente il agit sur les membres postérieurs), d'engager la tête dans le bassin, alors passant un lacs à chacun des membres qui se présentent, il fait tirer modérément par des aides, tandis que lui s'assure avec la main, si la tête ne reste pas en arrière et si la parturition avance. S'il arrivait que la tête restât en arrière il faudrait cesser de tirer, l'opérateur refoulerait doucement les membres, tâcherait de saisir la tête et placerait à chaque orbite un crochet forceps (1) réunissant les deux branches au moyen d'une corde qu'il confie aux aides, il ordonne de tirer et exécute des mouvements à droite et à gauche en bas et en haut, la tête ayant franchi l'obstacle, il fait tirer en même temps sur les membres. Les autres parties du corps se moulant en quelque sorte aux parois du bassin, sortent sans beaucoup de difficulté.

Si le passage est reconnu être de toute impossibilité, si les obstacles ne peuvent être surmontés, le vétérinaire, après avoir prévenu le propriétaire du danger que court son animal, tâche de l'extraire au moyen d'une opération connue sous le nom d'embryotomie. (Voyez ce mot.)

Si la perte de la mère est inévitable et que

(1) Voyez la description et le dessin de ces crochets forceps à la fin de cet ouvrage, ainsi que la manière d'en faire l'application.

l'on tienne au produit pour en perpétuer la race, on aura recours à la gastro-hystérotomie ou opération césarienne abdominale. (Voyez ce mot.)

De la Parturition laborieuse due à la présence des polypes ou condylômes.

Il peut se développer sur la membrane vaginale des productions morbides nommées polypes ou condylômes. Ces productions de nature charnue peuvent acquérir un accroissement tel que le canal utérin se trouve obstrué en partie ou en totalité et ne permet pas la sortie du produit de la conception. Dans cette circonstance la bête a beau se livrer à des efforts expulsifs, ils sont vains, l'obstacle ne peut être surmonté sans le secours de l'art. Le vétérinaire en pareille occasion doit bien reconnaître ce qui fait opposition à la sortie du fœtus ; l'exploration avec la main lui ayant indiqué que ce sont des productions polypeuses qui bouchent le passage, il doit au moyen du toucher s'assurer du nombre et du volume de chacune d'elles, s'il y en a plusieurs, s'assurer si elles sont pédonculées ou à base large, et aviser aux moyens de les faire disparaître à l'instant pour faciliter l'accélération de la parturition. Si ces excroissances contre nature sont pédonculées il doit chercher à en faire la ligature, celle-ci étant faite, il coupe avec des ciseaux le pédoncule un peu au-dessus de la ligature et ainsi de suite pour les autres, en s'y prenant de cette manière on n'a pas d'hémorrhagie à combattre. Si la ligature est impossible à cause de la largeur et du peu d'élévation du pédoncule, il faut recourir tout de suite à son ablation. Ces obstacles étant écartés, ordinairement la parturition ne se fait point attendre si le petit sujet est dans une position convenable. Si après la parturition on observe une hémorrhagie provenant de l'extirpation des polypes on l'arrête par le tamponnement, ou on porte sur la partie saignante le cautère incandescent, s'il est possible de l'atteindre. La vache et la chienne sont, de toutes les femelles, celles qui nous offrent le plus d'exemples de semblables excroissances.

De la parturition laborieuse due à la rigidité du col de l'utérus.

Dans les jeunes femelles vigoureuses, irritables, il arrive quelquefois que le travail de la parturition ne peut s'effectuer à cause de la rigidité du col de la matrice qui, demeurant dans une espèce de contraction spasmodique, oppose une barrière à la sortie du produit de la conception. Le vétérinaire voyant tous les autres organes de la génération bien disposés à la parturition doit s'assurer de l'obstacle qui y porte empêchement ; à cette fin, le bras nu et enduit d'un corps gras, d'huile, par exemple, il pénètre dans le vagin; après être arrivé au col de l'utérus il le trouve plus ou moins resserré sur lui-même, aucunement effacé, à peine peut-il y introduire deux doigts et quand il y veut pénétrer en forçant il sent augmenter la contraction qui lui en défend l'entrée. Dans ce cas l'opérateur doit être prudent, il doit temporiser jusqu'à ce que le spasme soit dissipé, toute manœuvre de sa part avant le relâchement devient constamment funeste à la mère et à son fruit. On provoque le relâchement du col de la matrice par une ou deux saignées à la jugulaire ou sur tout autre vaisseau. Pour les petites femelles les bains émollients sont convenables, pour les grandes on emploie le sachet de son cuit que l'on maintient sur la région des lombes, et que l'on humecte de temps en temps avec une décoction émolliente tiède, de manière à entretenir une chaleur douce et humide, les lavements mucilagineux, les injections narcotiques (décoction de têtes de pavot), dirigées vers l'endroit irrité, enfin tout ce qui peut diminuer l'état d'irritation locale et émousser le système nerveux, peut être mis à contribution. Le vétérinaire, simple spectateur jusqu'ici, doit s'assurer de temps en temps, avec beaucoup de précaution, de l'état du col de l'utérus, et ne chercher à y pénétrer que quand il ne lui oppose qu'une faible résistance et qu'il commence à s'effacer;

alors s'il juge la partie assez relâchée il cherche à terminer l'accouchement, en engageant le petit sujet dans le bassin et en secondant les efforts expulsifs de la mère par une traction douce et bien entendue. Il ne faut pas confondre cette parturition avec celle qui est due à la débilité de la femelle, ici la faiblesse n'est qu'apparente, les forces loin d'être nulles sont exaltées et seulement enrayées dans le mécanisme de leur activité! La distinction de cet état est de la plus haute importance; car loin ici d'employer, comme quand il y a faiblesse réelle, les fortifiants, les excitants, il faut au contraire mettre en usage les débilitants. D'ailleurs, dans la faiblesse apparente tout annonce un état pléthorique, le pouls est plein, large, l'artère est roulante, les membranes apparentes sont rouges. Tandis que dans la faiblesse réelle, les choses se passent tout autrement, le pouls est petit, lent, l'artère est flasque, les membranes apparentes sont pâles, décolorées, en un mot, tout indique une adynamie, une débilité générale.

De la Parturition laborieuse due à l'État squirrheux du col de l'utérus.

Il peut se faire que le fœtus soit retenu dans l'antre utérin à cause de l'état squirrheux du col de la matrice ; malgré les efforts prolongés de la mère la parturition demeure stationnaire, la bête s'épuise en vains efforts, et si l'art ne vient au secours de la nature la mort est inévitable. On reconnait cet état squirrheux à une espèce de bourrelet dur, lisse, insensible, sans contraction, laissant dans son milieu une ouverture qui permet à peine l'introduction de deux doigts. Cet obstacle à la parturition étant bien reconnu, il faut se hâter de le faire disparaître ; à cette fin il faut recourir à l'hystérotomie ou opération *césarienne vaginale* (voir cette opération), qui consiste à inciser le col squirrheux dans sa partie supérieure pour permettre au produit de la conception de sortir de la cavité utérine ; toutefois l'opérateur doit aider les efforts de la mère par des tractions plus ou moins fortes selon l'urgence.

De la parturition laborieuse due à l'excès de volume du fœtus.

Le produit de la conception étant trop volumineux pour franchir le passage qui doit le conduire hors de l'antre utérin, est une cause assez fréquente qui s'oppose à la parturition et la rend laborieuse, la nature ne peut suffire à cette opération, il faut qu'elle soit secondée par l'art. Le vétérinaire s'étant assuré de l'obstacle et de la position du petit sujet, si elle est naturelle, commence à manœuvrer pour engager les parties dans le bassin : il place à chaque membre antérieur (il agit sur les membres postérieurs si c'est le derrière qui se présente) un lacs qu'il confie aux aides, il fait tirer modérément pour s'assurer si ces moyens sont suffisants, en cas contraire il place un crochet forceps à chaque orbite, un troisième s'il le juge nécessaire à la symphise maxillaire, réunissant alors les trois tiges des crochets il fait tirer sur la tête en même temps que sur les membres ; il doit souvent manœuvrer à droite et à gauche, de haut en bas pour opérer l'extraction du produit de la conception ; cette circonstance exige ordinairement un déploiement de force considérable. Il arrive quelquefois que l'on amène le petit être jusqu'à mi-corps hors du bassin, la croupe seulement ne peut pas franchir cette cavité. Cette parturition laborieuse a lieu lorsque le fœtus a le train postérieur trop développé, les hanches larges venant s'appuyer sur les bords antérieurs des pubis et l'arrêtent ; malgré la force la plus énergique cet obstacle ne peut être surmonté, il faut détruire les rapports qui existent entre les surfaces, à cet effet, l'opérateur se plaçant contre la croupe de l'animal, saisit le petit avec force par la peau du ventre et lui fait éprouver un mouvement de rotation, si petit qu'il soit, ce mouvement, suffit souvent pour détruire les rapports et permettre de terminer la parturition.

Ce cas se rencontre dans les grandes femelles unipares, mais plus fréquemment encore dans les chiennes, quoique multipares, cela arrive souvent à celles de petite taille, lorsqu'elles ont été saillies par les chiens de plus forte race, alors les produits de la conception acquérant un volume disproportionné au diamètre du bassin, la parturition est très-laborieuse, et même quelquefois impossible.

Lorsque l'on s'aperçoit que l'obstacle à la parturition ne peut être surmonté par les moyens que je viens d'indiquer, à cause du volume extraordinaire comparativement à la largeur du bassin, il faut avoir recours à l'embryotomie.

De la Parturition laborieuse due à une hydrocéphale.

Lorsque la parturition est entravée par la présence d'une hydrocéphale, il est facile au vétérinaire de le reconnaître ; en introduisant la main dans la matrice il rencontre une surface large et volumineuse qui ferait croire au premier abord que le petit sujet présente la croupe ; mais en poussant ses investigations plus loin, on s'assure à priori à quelle région, l'on a affaire, les oreilles, la bouche, la ganache, que l'on distingue par le toucher, ne laissent aucun doute sur la position et l'état pathologique du fœtus. Alors l'opérateur ne doit pas temporiser, ni laisser épuiser la mère par de vains efforts, la parturition ne peut s'effectuer s'il ne fait disparaître l'obstacle qui s'y oppose ; pour y parvenir il introduit dans la matrice, la main armée d'un bistouri à serpette, ou embryotôme, et va ouvrir la boîte crânienne, le liquide qu'elle contient s'échappe, alors, au moyen d'une pression, on aplatit les os du crâne qui ne sont pas soudés dans ce cas, et on tâche d'engager la tête dans le bassin, et par une traction sur les membres antérieurs on parvient souvent à terminer l'accouchement. Si la tête ne peut être amenée dans le bassin, ou n'y pénétrer que par la force, il faut appliquer les crochets forceps aux orbites et à la symphise maxillaire, puis agissant de concert sur la tête et sur les membres antérieurs auxquels on a adapté des cordes, l'on opère l'expulsion avec facilité si d'autres obstacles ne s'y opposent.

De la Parturition laborieuse due à une hydropisie abdominale (ascite.)

L'hydropisie abdominale a quelquefois lieu avant la naissance, le fœtus qui en est atteint finit par périr dans l'antre utérin, ou bien on est forcé de l'y sacrifier à l'époque de la parturition, pour permettre à cette opération naturelle de s'effectuer. Cet état maladif du petit sujet se reconnaît au développement des parois abdominales, qui, lorsqu'on les comprime avec la main, offrent une résistance, et quand on diminue la compression semblent rebondir en reprenant leur position première, en un mot on sent distinctement la fluctuation. Comme dans le cas d'hydrocéphale, la parturition ne peut avoir lieu sans le secours de l'embryotomie, il faut y recourir tout de suite, en incisant, au moyen du bistouri à serpette, les parois abdominales, le liquide s'écoule, le ventre s'affaisse et la parturition devient possible. Alors le vétérinaire saisissant les parties qui se présentent les premières, les engage dans le bassin, et, par une traction proportionnée à la résistance, il termine la mise bas.

De la Parturition laborieuse due à la mort du fœtus.

La mort du fœtus rend souvent la parturition laborieuse, elle est d'autant plus difficile et dangereuse que le petit sujet séjourne plus longtemps après sa mort dans la cavité de l'utérus, qu'il se trouve en partie putréfié ou ballonné par les gaz qui se sont développés dans l'abdomen. Lorsque le fœtus est mort, souvent les efforts de la mère cessent, il ne peut sortir de la cavité qui le renferme, les eaux de l'amnios se corrompent ou s'échappent par la rupture des membranes fœtales, le vagin se dessèche et laisse échapper une matière roussâtre qui exhale une odeur infecte ; alors la parturition est très-difficile, ce n'est que par des manœuvres fatigantes qu'on peut la terminer. Après s'être assuré de la position du produit de la conception, et l'avoir ramené à la position naturelle, si elle est vicieuse, on saisit les parties au moyen de cordes ou de crochets forceps et on les attire dans le bassin, continuant les tractions on en opère la sortie. Il faut pour favoriser le glissement et rendre le passage moins pénible, lubrifier la muqueuse vaginale avec de l'huile ou une décoction mucilagineuse que l'on injecte dans le vagin, au moyen d'une grosse seringue. Si le fœtus est en putréfaction, souvent les parties sur lesquelles on exerce les tractions cèdent, se détachent du corps, et la sortie n'a lieu que par morceaux. Si, par le dégagement des gaz, le volume s'oppose à la mise bas, il faut recourir à l'embryotomie, ouvrir avec l'instrument tranchant les parois abdominales et permettre aux gaz de s'échapper. Cet obstacle étant surmonté on tâche de vaincre les autres par les moyens que nous avons indiqués plus haut.

De la Parturition tumultueuse.

Dans cette parturition l'on ne voit que trouble, désordre, on ne remarque pas dans les phénomènes qui l'accompagnent, cet ordre, cette régularité ordinaire, il y a trop de précipitation de la part de la nature pour opérer l'expulsion du fœtus; malgré les efforts violents auxquels se livrent les femelles, le travail n'avance pas, les parties ne sont pas encore assez disposées, il y a spasme, contraction du col de l'utérus, état qui augmente à mesure que les efforts se multiplient, la parturition loin de faire des progrès devient plus difficile, et si l'art ne parvient pas à réprimer ces contractions violentes, elle devient impossible, la bête s'épuise en vains efforts et finit par succomber. Le vétérinaire, en pareille occurrence, doit bien s'assurer quelle est la cause qui s'oppose à la parturition, il doit s'en assurer en explorant le col de la matrice sans chercher, par des manœuvres qui ne serviraient qu'à aggraver le mal, à y pénétrer et vouloir tout de suite terminer la mise bas ; au contraire, il doit être très-prudent et attendre que les parties soient relâchées, que tout rentre dans l'ordre naturel, avant de tenter à extraire le produit de la conception. On doit favoriser le relâchement des parties et faire cesser les efforts qui augmentent le spasme, par les saignées générales, les bains tièdes, pour les femelles qui appartiennent aux petites espèces ; pour les grandes femelles, la jument, l'ânesse et la vache on se servira de couvertures de laine que l'on appliquera sur les régions des lombes et de la croupe, ces couvertures seront constamment humectées d'une décoction émolliente tiède, pour que ces régions soient dans un bain permanent et en contact avec une chaleur douce et humide. Ces moyens doivent être secondés par des lavements mucilagineux et des injections narcotiques dirigées vers le col de l'utérus. Nous avons été plusieurs fois à même de voir l'efficacité de ces procédés, et nous avons vu des parturitions s'annoncer par les phénomènes les plus alarmants, avoir les plus heureux résultats et se terminer spontanément.

La parturition tumultueuse se rencontre ordinairement dans les jeunes femelles vigoureuses, irritables, qui mettent bas pour la première fois; aux premières douleurs elles se livrent à des efforts expulsifs violents qui entravent la marche naturelle du travail de la parturition.

De la Parturition languissante.

Dans la parturition languissante, comme l'indique le nom, tout se passe lentement, rien n'avance, tout est imparfait, et l'opération n'est pas susceptible de se terminer par les seuls efforts de la nature, la somme des forces n'est pas suffisante pour compléter la parturition; l'époque est avancée, les symptômes l'annoncent mais les contractions sont sans énergie, de courte durée, presque nulles et sans résultat notable, l'état de la bête se refuse à un travail plus énergique, tout languit et les efforts de la nature sont inutiles si l'art ne vient à son secours.

La parturition languissante est due à la faiblesse des femelles, aussi la rencontre-t-on dans celles qui sont vieilles, réduites par des travaux pénibles, celles qui ont été privées de leur nécessaire ou qui ont fait usage de substances alimentaires de mauvaise qualité ou détériorées en un mot dans celles qui se trouvent affligées d'une débilité générale.

Les moyens à opposer à cet état sont de remédier à l'affaiblissement des forces vitales par les cordiaux, les toniques, les bouillies de bière, de cidre, de vin, etc., dans lesquelles on aura émietté du pain rôti ; on administre ces breuvages à la dose d'un litre pour les grandes femelles, et d'un verre ordinaire pour les petites, on réitère la dose toutes les demi-heures tant que le besoin le réclame. Il arrive souvent qu'après l'administration de ces substances, les contractions deviennent plus fortes, les efforts plus énergiques, plus prolongés, que le travail de la parturition avance et se termine même quelquefois contre toute attente.

On conseille encore en pareil cas de faire usage d'une forte infusion de rue, de sabine, et l'administration de deux à trois gros de seigle ergoté pour les grandes femelles et de quelques grains pour les petites ; mais il faut être réservé sur l'emploi de ces substances médicamenteuses qui agissent principalement sur l'utérus ; ces médicaments connus sous le nom d'emménagogues, administrés inconsidérément et à fortes doses, pourraient causer des accidents, compromettre la vie de la mère et celle de son fruit.

Après avoir ranimé les forces vitales par les moyens que nous venons d'indiquer, il ne faut pas pour cela laisser à la nature les soins de terminer la parturition, il faut l'aider en tirant modérément sur le petit sujet lorsque la mère fait des efforts ; ces tractions opportunes et bien entendues favorisent la sortie du fœtus et ménagent à la femelle une somme de force nécessaire à l'expulsion de l'arrière-faix.

De toutes les femelles domestiques c'est la vache qui offre le plus d'exemples de parturition languissante, cela est sans doute dû au peu d'irritabilité de cette espèce d'animaux, et aux mauvaises nourritures auxquelles ils sont souvent soumis.

De la Parturition contre nature.

La parturition contre nature diffère de la parturition naturelle en ce que le petit sujet ne se trouve pas dans une position qui lui permette de sortir de l'antre utérin sans le secours de l'art ; quelquefois c'est un membre qui se présente à l'orifice de la matrice, d'autres fois la tête, l'encolure, le dos, la croupe, etc., et quelquefois la parturition est contre nature par un vice de conformation du produit de la conception. Nous allons passer successivement en revue toutes les positions du fœtus qui peuvent s'opposer à la parturition et la rendre par conséquent contre nature.

1° *La tête se présentant seule.*

Lorsque la tête se présente seule et s'engage dans le bassin, la parturition ne peut s'effectuer que par de grands efforts; mais le plus souvent les soins du vétérinaire sont nécessaires pour la terminer. Dans cette circonstance, l'opérateur doit chercher à refouler la tête dans la matrice, chose qui se fait avec assez de facilité, si elle n'est pas trop avancée dans le canal vaginal; cela étant fait, profitant du calme de la mère il ramène les membres antérieurs dans la direction naturelle, puis agissant de nouveau sur la tête, il l'engage dans le bassin et termine la parturition. Il arrive quelquefois que la tête ne peut être refoulée à cause qu'elle est trop avancée ou trop volumineuse, alors le vétérinaire doit s'assurer du diamètre du bassin et du volume du fœtus, et voir s'il y a possibilité de terminer l'accouchement sans changer la position du petit sujet. La possibilité étant reconnue, il fait tirer sur la tête par des aides jusqu'à ce que la sortie soit opérée. Il faut agir de la même manière quand par une circonstance quelconque on ne peut parvenir à ramener les membres dans le bassin, ce qui a ordinairement lieu lorsqu'il existe un vice de conformation de ces extrémités. Si l'impossibilité de pouvoir terminer la parturition sans changer la position du fœtus est constatée, il ne faut pas exercer de tractions qui ne feraient qu'aggraver le mal en rendant la mise bas plus difficile et en compromettant la vie de la mère; ici il faut faire le sacrifice du produit de la conception, recourir à l'embryotomie, décapiter le petit sujet, refouler le tronc dans l'utérus, aller à la recherche des membres antérieurs, les ramener dans le bassin; alors appliquant un cordeau à chacune de ces extrémités, il fait tirer modérément pour engager les épaules dans le col de l'utérus et amener ainsi le tronc dans le bassin et en effectuer la sortie. L'opérateur ne doit pas perdre de vue qu'ici comme dans beaucoup d'autres cas, il doit diriger seul les tractions, et reconnaître au moyen de la main si les parties qui doivent franchir l'orifice de l'antre utérin, ne s'engagent pas dans une fausse direction, ce contretemps pourrait devenir funeste à la femelle si l'on persistait à vouloir terminer la mise bas ; pour éviter un tel accident, il doit diriger ces parties et ne les abandonner que lorsque le danger est passé.

2° La tête et un membre antérieur.

Si la tête se présente accompagnée d'un membre antérieur, tous les efforts de l'opérateur doivent tendre à ramener avec sa congénère l'extrémité restée en arrière ; à cette fin il doit refouler le tout dans l'antre utérin et par une manœuvre bien dirigée ramener le membre dans une direction favorable à la parturition ; cette manœuvre étant faite on engage de nouveau dans le bassin, les parties que l'on vient de refouler, et la mise bas se termine souvent par les seuls efforts de la nature ou aidée d'une légère traction.

Il arrive quelquefois que l'opérateur ne peut refouler les parties engagées dans le bassin, soit qu'elles se trouvent trop avancées ou que le col de l'utérus s'y oppose; alors il ne s'agit plus de se livrer à des manœuvres rétrogrades qui loin de favoriser la sortie du fœtus ne feraient que la retarder, et occasionner à la mère des douleurs atroces, qui, dans le plus grand nombre des cas, lui sont préjudiciables ainsi qu'à son fruit; au contraire il faut se hâter de terminer la parturition sans changer la position du petit sujet; à cette fin l'on exerce des tractions sur les parties qui se présentent, on place un lacs au membre, les crochets forceps aux orbites, ou une corde au cou, si le fœtus est mort; ensuite l'on fait tirer modérément et à mesure que la bête fait des efforts expulsifs, et bientôt la mise bas s'effectue sans que l'on ait froissé, par des manipulations inconsidérées, les muqueuses vaginale et utérine; en procédant de cette manière, on évite des accidents ultérieurs qui occasionnent souvent la mort.

Si le membre resté dans la matrice se trouve tourné en haut, vers la partie supérieure du vagin vis-à-vis du rectum, on ne peut et l'on ne saurait, si l'on ne déplace cette extrémité déviée, terminer la parturition sans occasionner le déchirement et la rupture de l'utérus et du rectum, il faut absolument remédier à cette direction vicieuse ; si l'on ne parvient pas à refouler les parties engagées dans le vagin, il faut avoir recours à l'embryotomie, s'il est possible de la pratiquer, abattre la tête et refouler le tronc pour ramener le membre égaré, telle doit être la conduite de l'opérateur.

3° *Un membre antérieur.*

Lorsqu'un seul membre antérieur se présente, la parturition ne peut s'effectuer par les seuls efforts de la mère, il faut qu'une main exercée vienne à son aide pour rétablir la position ou à peu près, et permettre au produit de la conception de sortir de la cavité utérine. Le vétérinaire après avoir reconnu les parties et leur position, doit, par une manœuvre bien combinée, ramener le membre resté en arrière et l'engager dans le bassin, alors il saisit la tête avec la main ou avec les crochets forceps, si la résistance est trop grande, et la place sur les deux membres allongés, la position naturelle étant rétablie, la mise bas s'opère sans grande difficulté. Il peut arriver qu'un obstacle s'oppose au redressement de la tête sur les membres, alors le cas est plus grave, et il faut une grande prudence de la part de l'opérateur pour terminer la parturition et éviter les suites funestes des manœuvres indiscrètes et mal entendues. (Voy. la 5e position contre nature.)

4° *Les deux membres antérieurs sortis, la tête encapuchonnée et en dessous.*

Lorsque la tête se trouve fortement encapuchonnée et en dessous des membres, les efforts multipliés de la mère ne font qu'aggraver la position et rendre la parturition plus difficile. Si dans cette circonstance l'opérateur exerce des tractions sur les membres, soit par défaut de connaissances, soit parce qu'il croit avoir affaire au train postérieur, la tête s'encapuchonne davantage en se portant le long du ventre vers les membres de derrière, cette position forcée ne tarde pas à occasionner la mort du petit sujet. La conduite du vétérinaire dans cette occurrence difficile doit être prudente et réfléchie; après avoir reconnu les parties qui se présentent au passage, il doit saisir le moment de calme de la mère pour essayer de refouler le produit de la conception dans le fond de l'antre utérin et non agir avec une force, ou une brusquerie intempestive, quand la bête se livre à des efforts expulsifs. Le petit sujet refoulé comme il est dit plus haut, l'opérateur tâche de reconnaître la position de la tête et fait des tentatives pour la ramener dans une direction parallèle à celle des membres et cherche à la placer sur ces derniers. Pour exécuter cette manœuvre fatigante il introduit la main dans la matrice, la dirige le long des membres de devant jusqu'à ce qu'il rencontre le bord supérieur de l'encolure ; puis, suivant ce bord de haut en bas il arrive à la tête, sent les oreilles ainsi que d'autres parties, descend la main jusqu'à ce qu'il rencontre le menton, et saisissant ce dernier il agit avec force d'avant en arrière en ramenant la tête vers le bassin ; après avoir exécuté ce premier mouvement, l'opérateur doit chercher, soit au moyen de la main, soit autrement, à placer la tête dans sa position, c'est-à-dire au-dessus des membres ; s'il ne peut y parvenir, et c'est chose qui arrive souvent, il place un crochet forceps à chaque orbite, fait tirer doucement et en remontant, tandis que de la main il relève le menton, l'engage dans le col de l'utérus qu'il franchit ; alors il tire sur les deux membres et sur la tête en même temps, et la parturition est bientôt terminée. On ne parvient pas toujours à redresser l'encolure au moyen de la main comme je viens de l'indiquer, il faut dans un grand nombre de cas recourir aux crochets forceps, surtout si la tête se trouve fortement refoulée vers le derrière ; ces crochets se placent aux orbites et au menton selon l'occurrence ; l'opérateur doit toujours avoir l'œil sur ces instruments, tandis que, la main introduite dans l'utérus, il dirige le travail et aide l'encolure au redressement. Ce mouvement exécuté, il se comporte comme nous l'avons dit plus haut. Il convient dans cette position quand on agit sur les crochets pour ramener la tête dans la position naturelle, de refouler autant que possible le petit sujet dans le fond de la matrice, afin de faciliter le mouvement que doit faire cette partie pour être redressée.

5° *Les deux membres antérieurs la tête portée vers le flanc.*

Dans cette position les membres antérieurs se présentent à l'orifice vaginal, mais on n'aperçoit pas la tête qui se trouve en arrière vers le flanc. L'opérateur en cette occurrence doit être prudent et bien s'assurer des extrémités qui se présentent, après avoir reconnu par le tact que ce sont les membres de devant, chose indiquée par les genoux, il enfonce la main dans la matrice et va à la recherche de la tête, en suivant la direction de l'encolure recourbée en arrière; bientôt il sent une oreille, puis glissant la main sur la joue, il arrive à la commissure des lèvres et au menton; après avoir établi de quelle manière il doit manœuvrer pour ramener la tête vers le bassin, il exerce sur elle un vigoureux mouvement de bas en haut, ou de haut en bas, suivant l'urgence, et d'arrière en avant; souvent deux ou trois mouvements prolongés suffisent pour rétablir la tête dans la position naturelle. Il arrive quelquefois que les forces de l'opérateur sont insuffisantes pour vaincre la résistance, alors il faut recourir aux crochets que l'on applique aux orbites et au menton; on les confie à des aides qui tirent modérément au commandement de l'opérateur, tandis que ce dernier toujours attentif, la main dans la matrice, exécute une manœuvre qui aide la puissance que l'on imprime à la partie égarée, et tend à la ramener dans une position plus favorable à la parturition. Cependant dans certains cas on ne peut parvenir à ce but qu'après de nombreux et pénibles efforts, qui compromettent l'existence de la mère et de son fruit, dans cette circonstance le vétérinaire doit éviter de semblables manœuvres et s'abstenir d'exercer des tiraillements sur la tête pour la redresser, il faut au contraire qu'il se dispose à terminer la parturition sans rien changer à la position du fœtus; à cette fin il établit deux lacs, un à chaque membre antérieur et fait tirer par des aides, qui, à la vérité, doivent quelquefois être nombreux, et termine ainsi la mise bas. Souvent ce procédé n'est suivi d'aucun accident pour la mère ni même parfois pour son fruit; surtout si la femelle a déjà subi plusieurs parturitions et que le diamètre du bassin soit bien développé. Cette position se rencontre fréquemment dans la vache et dans la jument.

6° *Un seul membre postérieur se présente, l'autre porté sous le ventre.*

Lorsqu'un seul membre postérieur se présente au vagin et que l'autre est porté en avant sous le ventre, le vétérinaire doit chercher à ramener le membre égaré; pour y parvenir, il doit d'une main refouler celui qui se présente, tandis que de l'autre, plongée dans la matrice, il saisit l'extrémité restée en arrière pour la remettre au niveau de sa congénère. Pour arriver à redresser le membre il faut le prendre le plus bas possible, au paturon, et mieux encore au sabot que l'on engage dans la paume de la main et que l'on ramène par un mouvement d'avant en arrière; la partie étant remise dans la position naturelle, le travail est bientôt terminé et sans grande difficulté. Si, par une cause quelconque, l'opérateur reconnaissait l'impossibilité de remettre le membre dans sa position normale ou qu'il dût se livrer à des manœuvres qui pourraient nuire à la femelle et au produit de la conception, il cherchera à saisir le jarret, y adaptera un cordeau ou un crochet, et terminera la mise bas en tirant sur l'extrémité sortie et sur le jarret. Si ces manœuvres ne peuvent être exécutées, il faut agir sur le membre qui se présente à la cavité vaginale et adapter à la croupe du côté opposé au membre sortant, un crochet forceps sur lequel on établit une force égale à celle que l'on exerce sur ce membre et on termine ainsi l'opération sans grand danger pour la femelle ni pour son fruit.

Le derrière se présentant les deux membres étant situés le long du ventre.

Lorsque le petit sujet se présente la croupe en avant et les membres postérieurs repliés sous le ventre, il est très-difficile de dégager ces extrémités et de les ramener dans une direction favorable à la parturition. En pareille circonstance, l'on aperçoit souvent la queue qui se présente au vagin, on reconnait la croupe et l'on s'assure facilement de cette position anormale du fœtus. Comme dans tous les cas de parturition contre nature, la première indication est de ramener les parties déviées ou mal placées dans leur position naturelle ou à peu près, il faut chercher à dégager les membres égarés et à les attirer dans le vagin. Pour obtenir ce résultat il convient de suivre la direction d'une de ces extrémités jusqu'au sabot s'il est possible, de le saisir et le ramener en arrière par un effort vigoureux et soutenu; lorsque l'on est parvenu à rétablir l'une d'elles dans une direction favorable, on va à la recherche de l'autre en manœuvrant de la même manière; mais afin de rendre le travail de l'opérateur plus facile, on fait en même temps refouler le corps du fœtus en poussant sur l'extrémité déjà sortie, ce refoulement aide beaucoup au redressement du membre. Si l'on parvient à rétablir cette position, la mise bas s'opère sans grands efforts. Malgré les manœuvres les mieux combinées on ne parvient pas toujours à redresser ces membres, et ce n'est jamais qu'à l'aide d'efforts soutenus et vigoureux; c'est pour cette raison qu'il vaut mieux chercher à saisir les jarrets avec les crochets forceps que l'on applique au tendon du muscle bifemoro-calcanien (corde du jarret), ou au moyen d'un cordeau placé à chacune de ces régions. Ces dispositions prises on refoule le corps du fœtus, et l'on fait tirer par un aide sur le crochet ou le cordeau jusqu'à ce que le jarret soit engagé dans le col de l'utérus ; le maintenant là, on en fait autant au jarret opposé, puis, tandis que l'on tire sur ces deux points, les cuisses s'allongent, les canons se rapprochent plus près du ventre et l'on termine la parturition avec facilité et sans courir le risque de faire périr la femelle; des faits nombreux m'ont prouvé l'efficacité de ce procédé opératoire. Il arrive cependant quelquefois qu'on ne peut parvenir à saisir les jarrets à cause de la présence de deux fœtus, alors il faut considérer le diamètre du bassin et le volume du produit de la conception : comme il est double, chaque fœtus est toujours plus petit ; le passage étant reconnu suffisamment grand, le vétérinaire ne doit plus hésiter, ni dépenser ses forces et faire souffrir la bête par des manœuvres qui tendraient à ramener les extrémités à l'orifice de l'antre utérin, il doit appliquer les crochets à la croupe ou aux ars ou passer un cordeau à la partie supérieure de chaque cuisse, et terminer la parturition sans changer la position du petit être.

Les deux jarrets se présentant au passage.

Lorsque les deux jarrets se présentent au passage, il ne faut pas regarder cette position comme très-désavantageuse, au contraire, que l'on se garde bien de chercher à en établir une autre en voulant redresser les membres; on agit sur les jarrets soit avec des cordeaux qu'on y place, soit avec des crochets forceps, on tire selon la résistance qui s'oppose à la sortie du fœtus, et l'on termine ainsi facilement la besogne sans dangers pour la mère.

Deux membres, dont un antérieur et un postérieur, se présentant ensemble.

Il peut arriver que deux membres se présentent à la fois, dont un de devant et un de derrière; ici l'opérateur doit agir avec circonspection, il doit reconnaître les extrémités qui sont engagées dans le bassin avant d'exercer aucune traction pour terminer la parturition : car tous efforts qui tendent à la mise bas en pareille occurrence deviennent préjudiciables à la mère et au petit. Ainsi donc, le vétérinaire introduira la main dans le vagin en suivant la direction des membres et s'assurera par le toucher des régions du genou et du jarret, puis, poussant plus loin ses investigations, il rencontrera le ventre du fœtus et fera attention si ces membres n'appartiennent pas à deux sujets différents. Tout cela étant bien reconnu, l'opérateur, toujours calme et sans précipitation, avise à la manière dont il doit manœuvrer pour ramener l'un ou l'autre des bipèdes dans une position qui permette la sortie du produit de la conception; supposons que ce soit le bipède postérieur qui offre le plus d'avantage, on attache au membre qui se présente un lacs que l'on confie à un aide et sur lequel il tire modérément, on refoule autant que possible le petit sujet dans le fond de la matrice, de manière à lui faire exécuter un mouvement de conversion et à amener le derrière vers l'orifice de l'antre utérin; ce premier mouvement opéré, on va à la recherche du membre opposé que l'on cherche à redresser et à mettre en parallèle avec son congénère; si l'on ne peut parvenir au redressement de ce membre, il faut saisir le jarret avec les crochets, l'engager dans le col de l'utérus et terminer ainsi la parturition. Si l'on veut agir sur le bipède antérieur, on refoule le derrière et l'on ramène le devant, on cherche d'abord le membre que l'on redresse et que l'on engage dans le bassin, puis la tête; cette position étant établie, il n'y a plus aucun obstacle, la parturition peut se faire par les seuls efforts de la nature ou aidée de tractions légères et modérées. Si, par une circonstance quelconque, la tête ne pouvait être redressée ni amenée dans l'orifice de la matrice que par de grands efforts, toujours douloureux et dangereux pour la mère, et que cette dernière présentât un bassin suffisamment évasé pour permettre un passage à l'individu, on tirerait sur les extrémités et on terminerait la parturition sans changer la position de la tête, qui le plus souvent alors est repliée et portée vers le flanc.

Les quatre membres se présentant à la fois.

Lorsque les quatre membres se présentent à la fois, tous les efforts de la nature et de l'art sont vains si l'on ne change la position du petit sujet en le plaçant dans une situation qui en facilite la sortie. L'opérateur, après avoir reconnu que les quatre membres appartiennent au même individu, refoule l'un ou l'autre des bipèdes; c'est ordinairement l'antérieur, car lorsqu'on refoule le postérieur la tête est souvent encore un grand obstacle qui s'oppose à la sortie du produit de la conception; à cette fin il attache un cordeau à chaque membre postérieur, il les confie à des aides qui tirent à mesure qu'il refoule le devant et opère ainsi le mouvement de conversion qui permet de terminer la mise bas. Il arrive quelquefois que les membres de devant gênent et ne permettent pas de refoulés et d'agir comme nous venons de l'indiquer ; alors il faut recourir à l'embryotomie, faire l'ablation de ces extrémités à l'articulation du genou, ou mieux vaut, si c'est possible, à l'articulation humero-cubitale ; saisissant ensuite les moignons, on les repousse avec force, et la traction exercée par les aides qui tirent sur les cordeaux fixés aux membres de derrière, produit le redressement du petit sujet et facilite l'opération.

Le dos et les reins se présentant.

Cette position rare à la vérité se rencontre quelquefois et offre de grandes difficultés pour amener le petit sujet dans une situation favorable au travail de la parturition ; les efforts expulsifs de la mère augmentent encore les difficultés. Le vétérinaire qui rencontre un pareil cas, cherche à connaitre quelle est la partie la plus facile à ramener vers le col de la matrice, et quelle est la plus favorable à la sortie du fœtus. Ces considérations prises, et bien pénétré de ce qu'il lui reste à faire, il agit pour déplacer le petit sujet; si le devant lui présente plus de chances de réussite, il appliquera le plus en avant possible vers la région du garrot, un ou deux crochets forceps selon la nécessité, fera tirer dessus par des aides, tandis que, la main introduite dans l'utérus, il agira en sens inverse des aides, en refoulant avec force la croupe vers le fond de la matrice, et opèrera de cette manière un mouvement de conversion; si ce mouvement n'est pas suffisant, que les extrémités antérieures ne puissent être saisies pour les engager dans le bassin, il placera d'autres crochets plus en avant, toutefois en maintenant en place ceux qui sont appliqués vers le garrot; pour empêcher le fœtus de reprendre sa position première, il fera tirer sur les derniers placés, en même temps qu'il agira sur la croupe, pour favoriser le redressement du corps et être à même de pouvoir engager les membres antérieurs et la tête dans l'orifice de l'antre utérin, afin de parvenir à son but. Si c'est le train de derrière qu'il trouve plus favorable à son opération, il placera les crochets vers la région de la croupe, fera tirer dessus, tandis qu'il refoulera le devant dans le fond de l'utérus; le mouvement de conversión étant suffisant, il saisira les jarrets, y adaptera les crochets forceps et terminera ainsi la mise bas.

Deux fœtus dans les femelles unipares.

La matrice des femelles unipares, telles que la jument, la vache et la brebis, contient quelquefois deux fœtus, renfermés dans la même poche ou dans des poches séparées. La parturition, lorsqu'il y a double produit, est plus difficile et ne s'opère pas aussi vite que dans le cas où il ne se trouve qu'un seul fœtus. La contraction de la matrice et des muscles abdominaux ne pouvant imprimer une action directe sur le fœtus le plus rapproché du col de l'utérus, celui qui est situé dans le fond de cet organe reçoit l'impression, est refoulé sur le premier et paralyse ainsi une grande partie des efforts expulsifs de la mère. Lorsque les deux fœtus sont logés dans la même poche, qu'ils n'ont qu'un placenta, ils se présentent quelquefois tous deux ensemble à l'orifice de l'antre utérin et la parturition ne peut pas s'effectuer; alors l'opérateur doit s'assurer du fœtus le plus rapproché, et bien reconnaître les parties qui appartiennent au même individu; nous disons bien reconnaître, car nous avons été témoin d'une méprise qui a coûté la vie à une femelle en travail: Deux membres antérieurs et une tête se présentaient, le cultivateur croyant qu'ils appartenaient à un seul individu, exerça des tractions qui allèrent en augmentant, jusqu'à établir un cabestan pour avoir plus de force; ces moyens s'étant trouvés insuffisants, on vint réclamer mes soins; en explorant la matrice, je reconnus à l'instant que ces organes appartenaient à deux sujets différents, je refoulai dans le fond de la matrice le membre qui était celui du fœtus le plus profondément placé, je ramenai le membre resté en arrière et terminai la parturition sans peine ni effort. Comme je viens de le dire, quand les deux fœtus sont logés dans la même poche et qu'ils se présentent ensemble au col de la matrice, il faut aller à la reconnaissance des parties qui appartiennent au même sujet. Voici comment on procède : on promène la main le long d'un membre jusqu'à ce que l'on arrive au poitrail si c'est antérieurement, et au raphée si c'est postérieurement, on revient en passant la main sur le membre opposé ; si les membres appartiennent à deux individus vous ne trouvez ni les régions du poitrail ni celles du raphée, la main glisse sur l'épaule ou sur la croupe. Cette exploration terminée, on refoule le sujet le moins avancé et l'on fait tirer sur le plus rapproché, en ayant soin de le maintenir dans le fond de l'utérus jusqu'à ce que le premier soit engagé dans le bassin et qu'il n'y ait plus à craindre que le deuxième ne vienne reprendre sa position première et ne s'oppose de nouveau à la parturition. Si la position de l'un ou de l'autre des fœtus est vicieuse et ne permet pas aux produits de la conception de sortir de la matrice, le vétérinaire doit se comporter selon la position qu'il rencontre, comme il est indiqué aux différents paragraphes de la parturition contre nature.

Lorsque les deux fœtus ont des enveloppes séparées, les deux parturitions se font attendre quelquefois davantage; mais le plus ordinairement elles se succèdent immédiatement; dans ce cas le vétérinaire doit se comporter selon l'indication, c'est-à-dire selon les positions et les obstacles qui se présentent.

De la disposition anormale du cordon ombilical.

Le cordon ombilical peut présenter des circonvolutions qui entourent certaines parties, soit le corps, le cou, etc., du fœtus et l'empêche de sortir de la cavité de l'utérus; le travail de la parturition n'avance pas, il reste stationnaire malgré les efforts réitérés de la mère. L'opérateur en pareille circonstance doit aller à la recherche et s'assurer de l'obstacle qui s'oppose aux efforts de la nature, l'ayant reconnu il doit le détruire en coupant le cordon ombilical avec le bistouri à serpette que l'on introduit dans la matrice avec précaution en cachant la lame dans la paume de la main, et ne la dégageant qu'arrivé à l'endroit où l'on doit en faire la section; l'obstacle étant levé, si la position du fœtus est favorable, la parturition se termine bientôt.

Deux fœtus dont les corps sont réunis.

Cette monstruosité se rencontre rarement et rend la parturition impossible, la perte de la femelle est certaine ; l'on conseille cependant de pratiquer la gastro-hysterotomie (opération césarienne). Cette opération dans nos femelles ne nous offre aucun exemple de succès; on conseille encore l'embryotomie, mais la difficulté de désarticuler un fœtus dans la matrice ne nous permet pas d'avancer ce moyen dans le cas de deux fœtus réunis, et il convient mieux selon nous, lorsque la chose est bien reconnue et que l'animal surtout appartient à une espèce dont la viande peut être utilisée, de la sacrifier et d'en tirer parti.

Des soins à donner aux nouveau nés.

Immédiatement après la parturition le petit sujet réclame des soins qui diffèrent plus ou moins les uns des autres suivant l'espèce à laquelle il appartient. Dans toutes les espèces, si le fœtus après sa sortie de l'antre utérin, se trouve engagé dans ses enveloppes il faut le débarrasser à l'instant, car n'ayant plus de communication avec sa mère par le cordon ombilical il ne tarderait pas à mourir asphyxié. Si le cordon ombilical retient le fœtus attaché à la mère, il faut le couper après en avoir fait la ligature à deux doigts environ de l'ombilic, ou bien l'arracher avec les mains et en produire ainsi la séparation. Ces premiers soins ayant été prodigués, il faut examiner le petit sujet, voir son degré de force ou de faiblesse, le placer devant sa mère qui, par ses caresses, le débarrasse en le lêchant de l'enduit jaunâtre qui agglutine ses poils, le rechauffe et le ranime. Ces soins maternels nettoient la peau de l'humeur visqueuse que les eaux de l'amnios y ont déposée, et excite doucement l'organe cutané et par sympathie tout l'organisme. Ces mesures prudentes et nécessaires ne se prennent pas toujours (du moins dans nos contrées) pour élever l'espèce bovine. Les veaux y sont privés en grande partie du lait de leur mère ou n'en profitent que pendant les trois ou quatre jours qui suivent la parturition, alors qu'on ne peut pas encore l'utiliser. Ainsi, une économie mal placée enlève immédiatement le petit à sa mère et ne lui permet pas d'en sucer quelque temps le lait nourricier. On n'a garde de suivre le même système dans les pays où l'on se sert de bœufs pour les travaux de l'agriculture, et l'on s'en trouve bien.

Il n'en est pas de même non plus pour les autres espèces, pour la jument surtout; il est nécessaire de lui présenter son poulain, elle le reconnaît, prouve sa satisfaction et son contentement par des légers hennissements qu'elle fait entendre, elle le flaire, elle le lèche avec volupté, c'est à cette première entrevue du petit avec la mère que l'on voit l'amour maternel briller dans tout son éclat et exhaler ses plus ardentes démonstrations, elle ne s'appartient plus, elle est tout à sa progéniture. Ce changement est tellement phénoménal que les mères les plus méchantes avant la parturition deviennent bonnes, douces, tendres et prévenantes, alors que leur fruit semble réclamer toute leur sollicitude.

Si le nouveau né est faible, il faut traire la mère et lui en faire boire le lait; ses forces étant accrues on le dirigera vers les mamelles, on le soutiendra, on lui mettra le mamelon dans la bouche, on continuera ce moyen jusqu'à ce qu'il ait acquis assez de force et de fermeté pour s'y rendre et s'y maintenir sans assistance. C'est principalement dans l'espèce chevaline et ovine que ces soins sont nécessaires; il en serait de même pour l'espèce bovine si on avait l'habitude de laisser teter les veaux. Comme les femelles multipares, telles que la truie, la chienne, se couchent pour allaiter leurs petits, ces précautions peuvent être négligées. S'il arrivait que la mère ne vînt pas à lait ou qu'elle succombât pendant ou immédiatement après la parturition, il faudrait substituer au petit sujet, s'il est possible, une autre mère de la même espèce et qui vînt aussi de mettre bas, ou du moins lui en faire prendre le lait. S'il était de toute impossibilité de se procurer ou de substituer une mère de la même espèce, ou de se pourvoir de son lait, il faudrait alimenter le petit avec le lait de femelles d'espèces différentes, et continuer jusqu'à ce qu'il sût rechercher, se choisir et s'approprier sa nourriture.

Le petit, ou les petits si on a affaire à des espèces multipares, doivent être placés avec leur mère dans des localités séparées; dans l'espèce chevaline surtout, il faut, autant que faire se peut, laisser en liberté dans une écurie ou une loge la jument seule avec son poulain. Ces précautions ne peuvent pas être prises pour les animaux qui vivent en troupeaux, l'espèce ovine par exemple.

Un objet que l'on néglige souvent, et qui mérite cependant l'attention des vétérinaires ou des personnes chargées du soin des animaux, c'est l'inspection des ouvertures naturelles, c'est de voir s'il ne s'en trouve pas d'obstruées, afin de pouvoir y remédier avant que les ravages viennent mettre obstacle à la réussite de certaines opérations nécessitées lors de l'occlusion de la vulve et de l'anus.

Il faut aussi s'assurer et observer si le petit sujet fiente, s'il lâche quelque temps après sa naissance une matière jaunâtre de la consistance du miel, exhalant une mauvaise odeur; cette matière grasse que l'on nomme *méconium*, s'arrête quelquefois dans les voies postérieures, y séjourne, y amène une constipation opiniâtre, d'où il résulte, si l'on n'y apporte remède à temps, la mort du nouveau né.

Il convient, il est même de toute nécessité, de placer le petit qui vient de naître dans un endroit où règne une température douce, qui soit en quelque sorte en harmonie avec celle qu'il vient de quitter, afin que son passage dans le nouveau milieu qu'il habite ne lui soit point préjudiciable et qu'il ne ressente pas les effets malfaisants de cette brusque transition. S'il est faible et presque sans vie, il faut le frictionner avec un morceau de flanelle, de drap ou d'étoffe quelconque en laine, ou, à défaut d'autre chose, avec une poignée de foin, et lui faire prendre un peu de bierre bouillie, ou, si c'est un animal de prix, un peu de vin chaud.

Des soins à donner aux femelles après la parturition.

Les soins à donner aux mères après la mise bas diffèrent selon les espèces, l'âge, le tempérament, la vigueur et le genre de parturition.

Lorsque la parturition a été naturelle et que la mère n'a pas beaucoup fatigué, il suffit de la tenir chaudement et de lui donner des boissons tièdes, blanchies avec la farine d'orge ou du son ; on la laisse ainsi au régime pendant un temps qui varie suivant les espèces. Pour la jument il est convenable et même nécessaire, si faire se peut, de la laisser en repos et au régime pendant huit à neuf jours. Quant aux autres femelles d'espèces différentes, les précautions ne doivent pas être aussi sévèrement prises; quelques jours de diète suffisent et même souvent on n'y fait pas attention.

Quand la parturition a été laborieuse, que la bête a beaucoup souffert, que les organes de la génération sont froissés, enflammés, les soins doivent être plus longs et plus assidus; il faut par un traitement méthodique éviter des accidents ultérieurs. Nous en parlerons en décrivant les maladies qui surviennent après la parturition.

Lorsque les mères sont vieilles, débiles ou épuisées par des travaux fatigants et une alimentation peu nutritive, que la mise bas a été languissante ou compliquée de métrorrhagie, il faut ranimer les femelles avec des cordiaux, leur donner une soupe à la bière forte, dans laquelle on aura mis une ou deux livres de pain rôti, selon la quantité de bière; la vache qui a le plus souvent besoin de ce confortant, peut prendre en une seule fois quatre à cinq litres de ce breuvage. La dose devra être à peu près de moitié moindre pour la jument, et d'un demi-litre pour la brebis et les autres femelles analogues. L'usage de ce breuvage tonique peut être continué aussi longtemps que la nécessité s'en fait sentir.

De la Délivrance.

La délivrance est cette opération naturelle qui consiste dans la sortie, après la parturition, des annexes du fœtus. Ces annexes, que l'on désigne sous le nom de délivre, arrière-faix, sont composés de membranes qui forment des sacs contenant les humeurs connues sous le nom générique d'eaux de l'amnios.

Les annexes du fœtus ne sont pas toujours expulsées immédiatement après sa sortie de la matrice, souvent elles y séjournent, s'y putréfient, et ne sont rejetées au dehors que par la putréfaction et par lambeaux qui exhalent une odeur des plus infectes, et souvent après avoir occasionné des désordres plus ou moins profonds dans l'économie. Ce sont les femelles des grandes espèces qui nous offrent le plus d'exemples de ce genre, la vache principalement, ce qui est dû sans doute à la disposition anatomique de la face interne de sa matrice qui est parsemée de nombreux cotylédons qui forment autant de points d'attache au placenta, à sa constitution lymphatique, aux aliments de mauvaise nature et peu nutritifs dont on nourrit ces animaux; ce qui milite en faveur de cette dernière opinion, c'est que les vaches vieilles, maigres, débiles, celles qui ont été mal nourries (et c'est ce que nous avons été à même d'observer à la suite d'années pluvieuses, lorsque la récolte n'avait pu se faire convenablement, et que les fourrages étaient plus ou moins altérés), ne se délivrent que rarement d'une manière spontanée; la nature a épuisé toutes ses forces pour la parturition, et les efforts auxquels peut se livrer la bête ne sont plus assez énergiques pour expulser l'arrière-faix, il faut que l'art vienne au secours de la nature, il faut débarrasser la matrice de ce corps étranger qui l'irrite. A cette fin on administre aux femelles qui sont épuisées des aliments corroborants : des bouillies de bière dans lesquelles on aura incorporé quelques livres de pain grillé, relèvent assez souvent les forces de la femelle ; on fera usage, conjointement avec le régime précité, de substances médicamenteuses dont l'action principale agit sur l'utérus et provoque des contractions qui sont quelquefois assez fortes pour éliminer de sa cavité les enveloppes du fœtus ; au nombre de ces substances dites emménagogues, nous comptons la rue, la sabine et le seigle ergoté ; les deux premières s'administrent à la dose de deux à trois litres de décoction ou d'infusion par jour (deux onces de sommités fleuries ou de feuilles de ces végétaux suffisent par litre de liquide). Le seigle ergoté se donne en poudre à la dose d'une once dans un 1/2 litre de décoction d'absynthe ou de bière, pour les grandes femelles, et d'un à trois gros pour les petites. On peut, si la nécessité l'exige, réitérer l'administration de ces substances médicamenteuses. Si ces moyens restent sans effet, si deux ou trois jours après la parturition le placenta n'est pas descendu et ne donne pas l'espoir d'une expulsion prochaine, il faut recourir à son extraction, et quoi qu'en disent certains vétérinaires qui prétendent qu'on peut le laisser séjourner jusqu'à huit et même douze jours, il est même dangereux d'attendre un laps de temps aussi long (trois jours) pour la jument; il convient pour éviter tout accident ultérieur de recourir à cette opération dix-huit à vingt-quatre heures après la parturition.

Pour exécuter l'opération qui nous occupe, le vétérinaire doit avoir les ongles bien taillés, le bras nu et impregné d'un mucilage quelconque ou d'huile; alors, après avoir fixé l'animal d'une manière convenable, il introduit la main dans le vagin, en réunissant les quatre doigts sur le pouce en forme de cône, en contournant à droite et à gauche jusqu'à ce qu'il arrive au col de l'utérus ; s'il opère sur la jument, il saisit à pleine main la portion de l'arrière-faix qui obstrue le col de l'antre utérin, il exerce un mouvement de torsion qu'il réitère à mesure qu'il sent que l'adhérence cède à ses efforts, et très-souvent cette simple manœuvre suffit pour débarrasser la bête du délivre. S'il arrive que l'adhérence soit trop forte, qu'on ne puisse parvenir à son but par ce procédé, on exercera, d'une main, une légère traction sur la portion qui se présente au dehors, tandis que, de l'autre, on détruira l'adhérence en la passant doucement entre la face interne de la matrice et la face externe du placenta; on exercera sur ce dernier une pression assez forte pour le détacher, et on continuera cette manœuvre jusqu'à ce que tous les obstacles soient détruits.

Pour extraire le placenta dans la vache, l'opérateur, après s'être apprêté comme il est indiqué pour l'extraction de celui de la jument, introduit la main dans la matrice, de l'autre main il tire légèrement sur le cordon ombilical qui pend au dehors de la vulve, il cherche à reconnaître un cotylédon, toujours un des plus rapprochés du col, le saisit à sa base entre l'index et le medius, et par un mouvement de torsion de bas en haut il détache le placenta du cotylédon, de là il passe à un deuxième, y fait la même chose, puis à un troisième, et ainsi de suite jusqu'au dernier. Il arrive quelquefois que les adhérences sont très-fortes, alors l'opération est plus longue et plus difficile; pour en opérer le décollement il faut agir avec les deux doigts précités et le pouce, et quelquefois on est forcé de laisser quelques débris du délivre dans le fond de la matrice.

Cette opération étant achevée, il convient de faire quelques injections d'eau tiède dans la matrice, dans le but de ramener au dehors la matière ichoreuse qui se trouve déposée abondamment dans le fond de cet organe, surtout si les enveloppes du fœtus ont eu le temps de se putréfier avant d'être extraites. La même conduite devrait être tenue à l'égard de la brebis et de la chèvre si les organes de la génération permettaient l'introduction de la main.

De l'Arrière-faix ou délivre.

L'arrière-faix à l'époque qui nous occupe, c'est-à-dire de la parturition, est formé par le placenta, le chorion, l'allantoïde, l'amnios et le cordon ombilical. Les quatre membranes forment deux grands réservoirs qui contiennent les eaux que l'on observe lors de la parturition; ces deux grands réservoirs sont contenus l'un dans l'autre et traversés par le cordon ombilical.

Nous croyons utile de donner une description succincte des annexes du fœtus; nous empruntons à l'excellent ouvrage d'anatomie du savant Mr. Girard père, presque tout ce que nous disons sur ce sujet.

Du Placenta.

Le placenta, expansion vasculaire, rouge et membraneuse, établit les adhérences de l'arrière-faix avec l'utérus et entretient la circulation fœtale. Cette production très-étendue couvre tout le chorion avec lequel il est accolé par un tissu filamenteux qui soutient une multitude de ramifications vasculaires. Sa surface externe ou utérine tapisse toute la face interne de la matrice et lui est unie au moyen de mamelons hémisphériques reçus dans des ouvertures correspondantes. Ces mamelons par lesquels le fœtus communique avec la mère, varient dans les différentes espèces : dans la vache ils sont réunis en tas séparés les uns des autres et formant autant d'organes distincts qui s'unissent aux cotylédons de l'utérus. Dans les femelles multipares chaque fœtus a ses membranes propres.

Du Chorion.

Le chorion, membrane séreuse blanche transparente et fixée sous le placenta, forme les parois extérieures du réservoir dans lequel s'ouvre l'ouraque ; elle se réunit à l'allantoïde et ne semble former avec elle qu'une seule membrane. Dans les ruminants le chorion ne concourt pas à la formation du premier réservoir, il est appliqué sur l'amnios et aide à soutenir l'allantoïde qui forme un long conduit bifurqué et situé dans l'endossement de ces deux membranes. Sa surface externe se trouve en contact avec l'utérus excepté dans les endroits occupés par les cotylédons; elle est lubréfiée par une humeur visqueuse qui empêche son adhérence avec les parois du viscère.

De l'Allantoïde.

Autre membrane séreuse et beaucoup plus fine que le chorion, l'allantoïde est une continuité de l'ouraque, s'étend sur l'amnios et forme les parois internes du réservoir qui renferme l'urine du petit sujet. Cette membrane est opposée au chorion avec lequel elle se trouve intimement réunie au moyen de la gaîne qui accompagne la portion utérine du cordon ombilical et se continue de l'une à l'autre de ces deux enveloppes.

Sa surface interne et adhérente est unie à l'amnios par un tissu lamineux abondant, qui concourt à soutenir de nombreuses ramifications vasculaires fournies par le cordon ombilical. Sa surface externe libre et perspirable, correspond à la face interne du chorion, dont elle se trouve écartée par la liqueur accumulée dans le premier sac.

L'allantoïde des ruminants est l'unique prolongement de l'ouraque; cette membrane extrêmement fine, présente un long boyau maintenu entre le chorion et l'amnios, dont la cavité constitue le premier réservoir. Ainsi donc l'allantoïde dans les ruminants est formée uniquement par l'ouraque, qui est un canal membraneux qui naît du fond de la vessie, sort de l'abdomen par l'anneau ombilical et va former ou concourir à former le premier réservoir.

L'humeur que contient le sac de l'allantoïde est douceâtre, trouble, d'une couleur jaune fauve, d'une saveur fade et légèrement salée. Cette humeur contient parfois en suspension divers filaments blanchâtres et peu consistants ; on y trouve aussi des hippomanes, corps olivâtres, aplatis, plus ou moins gros, dont le nombre le plus ordinaire est d'un à quatre, et dont la substance mollasse, cérumineuse est composée de couches concentriques. Ces hippomanes presque toujours libres ne se rencontrent que très-rarement dans la vache, et n'existent ni dans la race ovine, ni dans les femelles tétradactyles.

De l'Amnios.

L'amnios est l'enveloppe la plus immédiate du fœtus ; cette membrane plus forte que le chorion et pénétrée par un grand nombre de vaisseaux, provient du pourtour de l'ouverture ombilicale, d'où elle s'élève, se prolonge sur le cordon jusqu'à l'origine de l'allantoïde, se réfléchit ensuite, forme un grand réservoir clos de toutes parts, et qui contient un liquide particulier, dans lequel se trouve plongé le jeune fœtus.

Sa surface externe ou adhérente est unie à la face interne de l'allantoïde, sa surface interne douce et perspirable, exhale l'humeur accumulée dans le sac interne, et se trouve en contact avec cette liqueur.

Lorsque la gestation est avancée, l'amnios offre une multitude de petits grains blanchâtres, semblables à du millet et plus ou moins écartés les uns des autres; dans les premiers temps de la plénitude, cette membrane est appliquée sur le fœtus et le couvre presque complétement, ses dispositions et ses usages sont essentiellement les mêmes chez les diverses femelles domestiques, où elle ne présente nulle particularité importante.

L'humeur amniotique plus ou moins douce et albumineuse, environne le fœtus et sert, suivant plusieurs physiologistes, à sa nutrition par les voies de l'absorption cutanée et de la déglutition; ce qui est incontestable c'est qu'elle procure au petit sujet une température douce, toujours égale, et concourt à le garantir des chocs extérieurs; ce liquide dont la quantité relative diminue à mesure que la gestation avance, est exhalé en totalité par la surface perspirable de l'amnios.

L'humeur amniotique est très-visqueuse, légèrement alcaline, d'une odeur fade et d'une saveur salée; on y rencontre souvent en suspension, plus fréquemment dans la vache que dans la jument, des débris d'excréments sortis par l'anus. Ces débris ne se font remarquer que vers la fin de la gestation et leur sortie de l'intestin paraît être l'effet de mouvements convulsifs particuliers.

Du Cordon ombilical.

Le cordon ombilical, gros cordon vasculaire, s'étend depuis l'ombilic du fœtus jusqu'au placenta, traverse les deux sacs, forme le lien, le moyen de communication du petit sujet avec ses enveloppes. En partant de l'ombilic, il présente une sorte d'étranglement, semble être fixé à l'abdomen par un anneau blanchâtre, et il gagne le placenta au niveau du fond de l'utérus.

Le cordon ombilical se compose de deux artères, d'une veine et du conduit appelé l'ouraque; ces vaisseaux ombilicaux décrivent des spirales plus ou moins allongées.

Les artères ombilicales émanent communément des artères bulbeuses. La veine ombilicale dont le diamètre peut équivaloir à celui des deux artères, provient du placenta d'où elle s'élève par deux ou trois branches, qui se réunissent en traversant les parois du sac interne.

C'est au moyen du cordon ombilical que la circulation fœtale s'exécute. La veine ombilicale, au moyen de ses radicules d'origine, pompe les sucs exhalés de la matrice et prend également le sang étalé dans le placenta ; ces fluides mélangés, élaborés et riches en matériaux nutritifs, sont transmis dans la veine cave postérieure par trois voies différentes qui forment la terminaison de la veine ombilicale. Ce sang ayant parcouru toutes les parties du corps du petit sujet et servi à sa nutrition, revient par différentes voies aux artères ombilicales, qui le transportent au placenta, où il éprouve une élaboration particulière, et où il acquiert de nouvelles propriétés vivifiantes, soit en se dépouillant des fluides perspirés dans les cellules utérines soit en recevant des qualités spéciales subordonnées à l'action organique de la partie.

De la Lactation.

La lactation est une fonction particulière aux femelles mammifères, qui consiste dans la sécrétion du lait destiné à servir de nourriture aux nouveau-nés et à fournir aux premiers besoins de leur existence.

Cette fonction qui doit être regardée comme le complément de l'acte reproducteur, dit le professeur Grognier, varie selon qu'on la regarde à l'époque de la parturition ou immédiatement après, ou plus tard encore. A l'approche de la parturition, les mamelles s'engorgent, se durcissent et laissent échapper un fluide séreux qui prend de la consistance à mesure que l'époque de la mise bas approche, et quelquefois même il est blanchâtre et assez épais. Immédiatement après la parturition les mamelles sécrètent un lait jaunâtre, épais, plastique, auquel on a donné le nom de Colostrum ; cette liqueur, jouissant de propriétés stimulantes, est très-utile au petit sujet ; elle aide à débarrasser le tube digestif de la matière jaunâtre, collante qu'il contient, enfin aide puissamment à l'évacuation des premiers excréments connus sous la dénomination de méconium.

Au bout de cinq à six jours le lait cesse d'être colostrum ; alors si la sécrétion s'exécute à l'état normal, le petit sujet continue à se bien porter, il prend de la vigueur, de l'accroissement ; mais il arrive quelquefois que le lait reste trop séreux ; le petit en ce cas est relâché, mal nourri, il devient nonchalant, ne grandit pas; il faut en pareille circonstance obvier à cet inconvénient en donnant à la mère des aliments corroborants, substantiels, pour diminuer la sérosité du lait. Au contraire, si le lait est trop épais et d'une digestion difficile, ce serait une nourriture aqueuse qui conviendrait à la nourrice.

Jusqu'au sévrage, dit le professeur Grognier, dans son ouvrage sur l'éducation des animaux domestiques, le mode d'alimentation de la nourrice exercera sur le nourrisson la plus grande influence. Les principes alimentaires passent et se retrouvent dans le lait qu'ils rendent tour à tour, amer, aromatique, âcre, salé, etc.; et s'ils sont trop nutritifs ils déterminent dans le nourrisson des pléthores qui peuvent devenir mortelles.

Certains cas maladifs de la mère peuvent amener l'altération du lait, sa diminution ou son abolition complète; il faut dans ce cas donner au nourrisson une autre nourrice s'il est possible; en cas contraire, on lui fera prendre du lait provenant de femelles de la même espèce, et si on ne peut s'en procurer, on fera usage, mais avec modération, du lait de femelles d'espèce différente.

Il arrive quelquefois, et c'est principalement dans la jument, que la sécrétion du lait ne se fait pas immédiatement après la parturition, ou qu'elle cesse immédiatement après cette opération naturelle, et que les mamelles se flétrissent. Cette circonstance, due la plupart du temps à une cause pathologique, doit éveiller l'attention du vétérinaire pour qu'il remonte à sa découverte et la combatte après l'avoir rencontrée.

D'autres fois les glandes mammaires demeurent flasques, mollasses, sans que l'animal témoigne aucun symptôme de maladie, et cependant le travail de la sécrétion ne se fait pas, les mamelles demeurent dans l'inaction; dans ce cas il faut les exciter par des frictions irritantes souvent répétées, par la succion ou l'action de traire, par les frictions sèches au moyen d'un bouchon de paille le long des parois abdominales, vers les veines mammaires et jusqu'aux mamelles même; on administre à l'intérieur un breuvage composé de trois à quatre onces de poudre d'anis pour la jument et la vache, et d'une demi-once à une once pour les autres femelles; cette substance médicamenteuse qui nous a si bien servi dans les nombreux cas qui en réclamaient l'emploi, agit probablement d'une manière spéciale sur les glandes mammaires en les excitant et provoquant ainsi la sécrétion du lait; on peut réitérer la dose pendant deux ou trois jours, en continuant toutefois les autres moyens que nous avons indiqués. La saignée est quelquefois réclamée; elle est très-nécessaire dans le cas où on observe une légère phlogose vers les organes de la génération, surtout vers la matrice. On doit donner pour boisson aux femelles herbivores beaucoup de farineux; l'orge moulue délayée dans l'eau remplit fort bien l'indication, et du lait coupé avec de l'eau pour les femelles carnivores. De toutes les femelles domestiques, c'est la jument qui nous offre le plus souvent l'exemple de ce phénomène, surtout celles qui mettent bas pour la première fois.

Règles générales à observer pendant la parturition.

Dans tous les cas de parturition, l'opérateur doit être prudent et circonspect; il ne doit point effrayer le propriétaire de la bête par un pronostic alarmant; au contraire, il doit dire ce qu'il en est avec modération et franchise, témoigner l'incertitude dans laquelle il se trouve pour la réussite, et lui faire entrevoir quelles pourront être les suites de cette opération. Il doit toujours avoir les ongles taillés courts de crainte d'excorier la muqueuse qui tapisse les organes de la génération; avant d'introduire la main dans la matrice, il aura soin de l'huiler ou de l'oindre d'un corps gras pour en favoriser l'introduction, qui doit se faire doucement et en contournant de crainte d'occasionner des douleurs à la mère. Arrivant dans la matrice il doit, au moyen du toucher, s'assurer des parties qui se présentent, voir quelles sont celles qui s'opposent à la sortie du fœtus et de quelle manière il doit agir pour ramener ces parties déviées dans une position plus ou moins favorable à la parturition; autant qu'il est possible il doit chercher à les rétablir dans une des positions naturelles. Cette recherche doit se faire avec calme, et l'opérateur ne doit agir que lorsqu'il sera bien convaincu que par l'effort qu'il imprimera à la partie déviée, il la ramènera dans des conditions plus

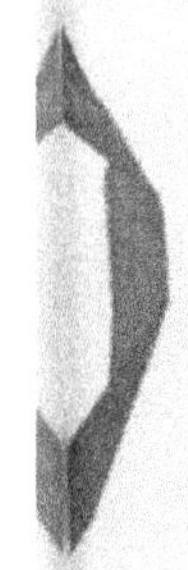

favorables à la mise bas ; il ne doit donc pas dépenser ses forces en pure perte en exerçant des tiraillements inconsidérés sur les premières parties qu'il rencontre, sans savoir quel sera le résultat de ses manipulations. Ces opérateurs ne sont malheureusement que trop communs dans nos campagnes ; n'avons-nous pas vu de ces prétendus vétérinaires empiriques ou charlatans tirer et faire tirer avec force et à bâtons rompus sur un membre antérieur sans s'inquiéter de la tête ni de l'autre membre ; d'autres fois ils établissent leurs tractions sur deux membres dont un de devant et un de derrière de manière à vouloir faire passer le petit sujet double, plié en deux, etc. ; ils établissent des treuils pour augmenter la puissance de leurs manœuvres mal entendues, y attèlent un cheval, enfin se conduisent de manière à faire périr la mère et son fruit. Le vétérinaire praticien n'agira pas ainsi ; il ménagera ses forces pour les employer à temps opportun ; il épargnera à la femelle des douleurs atroces qui ne peuvent que lui être préjudiciables, et très-souvent, même dans les cas les plus difficiles, il conservera le produit de la conception. S'il était de toute impossibilité de ramener avec la main l'une ou l'autre partie déviée dans la position naturelle à cause d'une trop forte résistance, on y appliquera un crochet-forceps qui permettra d'exercer une force assez grande pour vaincre la résistance qui s'oppose au mouvement qu'on veut faire exécuter à cette partie égarée. Si, par une cause quelconque, soit par une position des plus défavorables à la parturition, soit par un vice de conformation du fœtus, il était impossible de ramener les parties dans de meilleures conditions pour la mise bas, ou qu'on ne pût y parvenir que par un travail pénible et dangereux pour la mère, le vétérinaire devrait considérer le diamètre du bassin et la grosseur du petit sujet; alors, s'il reconnaît la possibilité de terminer la parturition, il établit ses forces et tend à opérer l'extraction du produit de la conception sans rien changer à sa mauvaise position. L'opérateur ne doit pas non plus recourir à l'embryotomie sans nécessité bien reconnue ; il doit bien se garder aussi de faire usage de l'opération césarienne ; il ne doit y recourir que quand la mère est perdue sans ressource, et que l'on veut conserver sa progéniture.

Le vétérinaire appelé à donner des soins à une femelle prête à mettre bas, ne doit pas oublier de s'assurer jusqu'à quel point le travail de la parturition est avancé, si la femelle est jeune, vigoureuse; si les parties que le petit sujet doit franchir sont assez dilatées pour lui livrer passage, et si ces parties ne sont pas dans un état de spasme qui contrarie les efforts expulsifs de la mère. Si au contraire la mère est faible, débile, et que ses efforts soient insuffisants pour expulser de l'antre utérin le fruit de la conception, il doit encore y faire attention et s'assurer dans tous les cas si les eaux de l'amnios sont écoulées et depuis quand, s'il a affaire à une parturition sèche, si le petit sujet est mort, s'il est en putréfaction, etc. Ce sont autant de considérations qu'il ne doit pas négliger.

Si le travail de la parturition n'est pas

assez avancé, et que les parties que doit franchir le fœtus ne soient pas assez dilatées, il faut attendre qu'elles se dilatent, comme le dit fort bien Chabert, dans les instructions et observations sur les maladies des animaux domestiques, *qu'il y a tout autant de savoir à être spectateur oisif et à laisser agir la nature, qu'à l'aider lorsque la circonstance l'exige*. En effet, n'avons-nous pas vu de jeunes femelles qui mettaient bas pour la première fois, être dans les douleurs de la parturition sans offrir un passage suffisant au produit de la conception, tandis que, quelques heures de temporisation suffisaient à la dilatation des parties, et permettaient au fœtus d'être expulsé de l'antre utérin par les seuls efforts de la nature. Si les parties sont dans un état de spasme qui contrarie les efforts expulsifs de la mère, il faut se hâter de faire cesser cet état par la saignée, les fomentations émollientes sur la région des lombes et les injections de même nature dirigées dans le vagin; celles de décoction de jusquiame, de belladone sont préconisées dans ce cas; on continuera cette médication jusqu'à ce que les tissus soient relâchés. Au contraire, si la bête est faible, débile, il faut relever ses forces par des breuvages cordiaux, toniques, comme il est indiqué à l'article parturition languissante. Si les eaux de l'amnios sont écoulées depuis un certain temps, si la muqueuse vaginale est sèche, il faut la lubréfier par des injections d'huile ou de substance mucilagineuse quelconque, pour favoriser le glissement; car une parturition de cette nature est beaucoup plus difficile et plus douloureuse pour la femelle. C'est une erreur grossière chez les campagnards, de percer la poche des eaux à son apparition; cette opération intempestive rend souvent la parturition sèche; il faut, au contraire, laisser agir la nature et attendre que la poche des eaux se rompe spontanément ou par les efforts de la femelle ou du fœtus.

Il ne faut pas, dans tous les cas, être vétérinaire pour donner les premiers soins et aider le travail de la parturition; ce n'est que quand cette opération naturelle éprouve des obstacles insurmontables pour les personnes non initiées dans l'art des accouchements que les secours du vétérinaire sont nécessaires ; aussi n'est-il jamais réclamé que quand on a épuisé le savoir du berger, du maréchal ou d'un autre intrus de cette trempe, dont les manœuvres inconsidérées ont déjà le plus souvent épuisé la femelle, froissé, déchiré les organes de la génération. Le cultivateur intelligent devrait lui-même s'assurer de la position du fœtus, voir si la parturition peut se terminer naturellement ou si les obstacles qui s'opposent à la sortie du produit de la conception peuvent être surmontés avec facilité. Dans le cas contraire, il ne doit point exercer de manœuvres ni de tractions qui ne feraient qu'aggraver le mal et rendre l'opération plus difficile ; c'est au vétérinaire qu'il doit recourir, ce dernier agissant avec entendement et connaissance parvient souvent à terminer promptement la parturition la plus difficile sans danger pour la mère, et quelquefois aussi en sauvant son fruit.

Certains éleveurs ont la mauvaise habitude de faire boire à la mère son premier lait immédiatement après la mise bas; c'est une erreur grossière et pernicieuse qu'il faut tâcher de faire disparaître; cette substance que l'on nomme colostrum, contient des principes utiles à la santé du nouveau-né; elle concourt, comme nous l'avons dit plus haut, à débarrasser le tube digestif de cette matière grasse qui s'y trouve, et provoque une purgation salutaire à la santé du petit sujet.

Quelques autres préjugés non moins pernicieux sont encore enracinés chez certaines gens de la campagne, comme 1° de ne pas saigner les femelles, lorsqu'il y a nécessité, immédiatement après la parturition, sous prétexte qu'elles ne donneront plus de lait et que cette opération peut amener des accidents graves; 2° de ne pas extraire les annexes du fœtus (arrière-faix) qui n'auront pas été expulsées par les efforts de la nature; et cela, dans la fausse idée que cette opération tarit le lait de la femelle et la frappe de stérilité; 3° de donner indistinctement à toutes les femelles qui viennent de mettre bas, des bouillies de bière dans lesquelles on râpe quelques noix muscades, du seigle, du froment, force avoine, etc., le tout pour établir abondamment la sécrétion laiteuse.

Ces préjugés erronés doivent être abandonnés ; c'est aux vétérinaires à faire disparaître ces absurdités, à les dépouiller des langes séculaires dans lesquels elles croupissent enveloppées. En effet, pourquoi la saignée, si elle était réclamée immédiatement après la parturition, ne pourrait-elle pas être pratiquée? Est-ce parce que cela n'a pas toujours été mis en pratique? pitoyable raison! le vétérinaire ne doit pas s'arrêter devant de pareilles considérations, il doit, consultant l'intérêt de sa réputation aussi bien que celui de son client, suivre l'indication, ne pas hésiter à saigner si la saignée est réclamée par un cas pathologique quelconque, sans tenir compte des préjugés et des idées admises dans les campagnes. Il en est de même pour l'arrière-faix ; on ne l'extrait pas, on en attend l'expulsion naturelle, on la provoque même par un poids que l'on suspend à l'extrémité du cordon qui sort de la vulve, par des breuvages emménagogues, tels que les décoctions de sabine, de rue, la poudre de seigle ergoté ; ces substances médicamenteuses et ce poids restant souvent sans effet, les enveloppes du fœtus se putréfient dans la matrice, agissent comme corps étrangers et donnent naissance aux métrites, aux métropéritonites, et entraînent souvent l'animal au marasme et à la mort. On s'oppose à l'extraction de l'arrière-faix sous prétexte que la bête qui a subi cette opération est gâtée, ne donne plus de lait, devient stérile pour cette année, si elle ne meurt pas des suites de l'opération. Tous ces accidents qu'ils cherchent à éloigner sont précisément le résultat infaillible du séjour trop prolongé de l'arrière-faix dans la matrice. Ils tombent par leur fatale erreur dans le piége qu'ils voulaient éviter.

Des opérations que nécessite la parturition.

Les opérations que nécessite quelquefois

la parturition se pratiquent tantôt sur la mère tantôt sur le fœtus.

Celles qui se pratiquent sur la mère sont la gastro-hystérotomie et l'hystérotomie. Celle que l'on pratique sur le fœtus porte le nom d'Embryotomie.

De la Gastro-hystérotomie (opération césarienne abdominale.)

Cette opération consiste à inciser la paroi abdominale du côté droit et l'utérus, afin de donner passage au produit de la conception. Cette opération ne doit être tentée que lorsque la mort de la mère est inévitable autrement, et seulement dans le cas d'une nécessité impérieuse, évidente, qui ne permet l'emploi d'aucun autre remède; dans le cas, comme le dit M. Vatel, à qui nous empruntons une grande partie de ce chapitre, où une *femelle* est mourante et qu'on en attend une production d'espérance, alors et seulement alors il est permis de recourir à cette opération dont les suites sont toujours funestes.

De l'Hystérotomie (opération césarienne vaginale).

L'hystérotomie est une opération qui consiste à diviser la matrice à l'endroit de son col et en pénétrant par le vagin, quand l'orifice de l'utérus ne paraît pas susceptible de se dilater autrement d'une manière suffisante pour donner passage au produit de la conception. Elle est indiquée toutes les fois que le col utérin est le siége d'un engorgement dur, squirrheux, calleux, qui s'oppose à l'extensibilité de l'orifice. Elle est beaucoup plus simple que la gastro-hystérotomie; elle est moins difficile et moins périlleuse. Il n'en faut pas moins la juger nécessaire et indispensable avant de s'y décider, et ne la pratiquer qu'avec les plus grandes précautions. A cet effet, on introduit dans le vagin la lame d'un bistouri à tranchant convexe, à pointe mousse et à lame étroite, tenue entre le médius, le pouce et le doigt indicateur, placé sur le tranchant dirigé en haut, et dépassant cette lame en lui servant de guide; on pénètre ainsi où il importe que l'instrument atteigne, et, arrivé là, on saisit ce dernier par le manche, puis on met le tranchant, toujours dirigé en haut, en rapport avec l'espèce d'étranglement que présente le col de l'utérus ; on promène la lame du bistouri d'avant en arrière, et on incise ainsi cet étranglement dans sa partie supérieure. Il en résulte un débridement qui élargit le passage. L'hémorrhagie qui suit cette opération n'est ordinairement pas dangereuse; on peut en hâter la cessation par des injections astringentes ou par le tamponnement.

De l'Embryotomie.

L'embryotomie est une opération qui consiste dans la dislocation ou la séparation d'une partie quelconque du corps du fœtus pour en favoriser la sortie de la cavité utérine. Cette opération n'a pas de règles fixes ; on doit la modifier selon les parties sur lesquelles on opère. Ainsi, dans le cas d'un fœtus hydrocéphale, on doit rompre l'assemblage des os composant la boite crânienne. A cette fin, l'opérateur s'arme d'un bistouri à serpette à pointe mousse que l'on nomme embryotôme; il tient cet instrument entre l'index et le medius, et introduit ainsi sa main armée dans la cavité de l'utérus; il fend le crâne du petit sujet par le milieu de la tête, retire l'instrument, comprime la région qu'il vient d'entamer, la rétrécit, et tirant ensuite il termine la parturition. D'autres fois ce sont les membres qui forment un obstacle à la mise bas; alors ce sont ces régions qu'il doit entamer; la main armée du bistouri à serpette, comme il a été dit plus haut, il la dirige vers l'articulation qu'il doit attaquer, il l'entame et sépare ainsi le membre du tronc. Il recommence sur les autres en s'y prenant de la même manière, si la nécessité l'exige. Ce sont ordinairement les articulations huméro-cubitales que l'on attaque pour l'ablation des membres antérieurs, et celles du jarret et de la rotule pour les membres postérieurs. Lorsque l'on agit sur ces régions, il faut faire tirer sur les membres de manière à ramener les parties sur lesquelles on doit manœuvrer, le plus près possible de l'orifice externe du vagin, les y maintenir fixement pour en opérer la séparation avec promptitude et facilité.

Dans le cas d'hydropisie abdominale (ascite) on doit faire la ponction de l'abdomen pour permettre à la sérosité accumulée dans cette cavité de s'échapper. C'est aussi au moyen de l'embryotomie que cette opération s'exécute. Du reste, on ne doit recourir à cette opération, aussi dangereuse pour la femelle que difficile pour l'opérateur, que quand tous les autres moyens ont été sans succès, ont échoué; à moins que l'on n'ait jugé la nécessité d'y recourir de prime abord sans tenter des manipulations, des manœuvres, qui ne feraient qu'aggraver la position de la femelle.

MALADIES

AUXQUELLES LES FEMELLES SONT LE PLUS EXPOSÉES APRÈS LA PARTURITION.

De la Vaginite.

L'inflammation de la membrane muqueuse qui tapisse le vagin est caractérisée par la rougeur, la chaleur, la douleur et le gonflement de la partie ; par un écoulement d'abord limpide, séreux, qui acquiert plus de consistance, devient blanchâtre, puis jaunâtre, et exhale une odeur infecte ; l'animal éprouve une espèce de cuisson qui le porte à se frotter la vulve sur les corps environnants. Cette inflammation se termine quelquefois par gangrène ; alors l'aspect de la membrane est violacé, noirâtre, des eschares se forment, un pus de mauvaise odeur s'échappe de dessous ces parties sphacelées qui ne tardent pas à être éliminées.

Cette affection se rencontre principalement dans la jument, la vache et la chienne ; elle est due à une parturition laborieuse ou à la suite de manoeuvres mal ordonnées ; elle participe aussi très-souvent de la métrite. D'autres causes peuvent y donner lieu ; mais il serait déplacé de les énumérer dans cet ouvrage qui traite uniquement de ce qui a rapport à la parturition, ainsi que des suites de cette opération.

Traitement.

Si la vaginite est légère, l'usage de fomentations et d'injections émollientes suffit ordinairement pour amener la guérison. Est-elle plus intense, le pouls est-il accéléré, en un mot y a-t-il réaction sympathique ? la diète et la saignée devront seconder les topiques précités. La membrane est-elle dans un état de tension, de turgescence? une déplétion sanguine locale au moyen de sangsues remplirait fort bien l'indication. Si la résolution n'a pas lieu, si l'écoulement persiste, qu'il soit abondant et de mauvaise odeur, on substitue aux émollients les injections restrictives composées d'une dissolution d'acétate de plomb liquide (extrait de saturne) dans de l'eau.

Si des escarres gangréneuses se forment, il faut en favoriser la chute en les ébranlant avec la pince et les détachant avec des ciseaux. Ces portions mortifiées une fois enlevées, on traite les plaies qui en résultent selon l'indication, c'est-à-dire si la phlogose est forte on emploiera les injections émollientes, si au contraire la destruction semblait continuer, on aurait recours aux applications excitantes, telles que l'alcool camphré, la teinture d'aloès et même à la cautérisation actuelle.

De la Métrite.

La métrite est l'inflammation de la membrane muqueuse qui tapisse la matrice ; elle se reconnait aux efforts expulsifs que font les femelles comme si elles voulaient mettre bas, à la sensibilité qu'elles ressentent lorsqu'on comprime les parois abdominales et la région des lombes, à la rougeur de la vulve, aux envies fréquentes d'uriner, à l'accélération du pouls qui est fort et tendu, à la sécrétion laiteuse qui est diminuée et parfois abolie, à la suspension de la rumination, dans les femelles douées de cette fonction ; il se fait par la vulve un écoulement d'une matière grisâtre de mauvaise odeur ; quelquefois il y a paralysie des membres postérieurs. Souvent l'inflammation ne se borne pas à la membrane muqueuse seule, les autres enveloppes participent aussi de l'inflammation ; alors les symptômes deviennent plus alarmants, la maladie est beaucoup plus grave et l'animal est très-abattu.

Cette affection de l'utérus peut passer à l'état chronique ; dans ce cas les symptômes alarmants se calment, la réaction sympathique diminue, mais cependant la membrane vaginale reste rouge, l'animal exécute de temps en temps des efforts expulsifs qui amènent au dehors un pus blanchâtre de mauvaise odeur ; quelquefois ce pus charrie des débris du placenta putréfié dans la matrice, l'appétit est peu prononcé, la sécrétion laiteuse ne s'établit qu'imparfaitement ou point du tout ; la rumination dans les animaux doués de cette fonction se trouve plus ou moins intervertie, l'animal languit, il maigrit, le poil se hérisse, la peau devient sèche et semble collée aux os, le marasme survient, et si la mort ne vient pas mettre un terme à cette collection de symptômes, la bête reste très-longtemps à se rétablir.

La terminaison par gangrène peut aussi avoir lieu ; alors les symptômes disparaissent, les efforts cessent, l'animal est plus calme, il semblerait qu'il entre en convalescence ; mais ce calme, ce mieux n'est qu'apparent, il est trompeur, et le praticien le mieux fâmé établirait un faux pronostic, s'il négligeait de consulter le pouls, qui, dans cette occurrence, est petit, concentré, presqu'imperceptible et même quelquefois effacé. Cet état du pouls joint au calme de la bête et à l'abaissement de la température habituelle du corps et notamment des oreilles, est un signe indubitable d'une mort certaine.

On doit regarder comme causes principales de la métrite : la parturition laborieuse, les manoeuvres inconsidérées et mal entendues pour extraire le petit sujet, le séjour de l'arrière-faix, que certaines personnes ont la mauvaise habitude de laisser détacher par la putréfaction (dans la vache surtout), l'extraction mal faite de ce même arrière-faix, et l'arrachement des cotylédons qui se trouvent à la face interne de la matrice des ruminants, les déchirements de l'utérus, son renversement, les avortements, le séjour plus ou moins prolongé d'un fœtus mort dans cet organe, les inflammations vaginales, etc., etc.

Traitement.

Le traitement de la métrite doit se baser sur des moyens propres à calmer l'inflammation qui y est allumée, tout en tâchant d'éloigner les causes qui l'ont occasionnée; ainsi, si c'est la présence du placenta qui irrite la face interne de l'utérus, il faut l'extraire avec précaution; si l'inflammation est légère, qu'elle n'attaque que la membrane muqueuse, les fomentations émollientes sous l'abdomen, les sachets de son chaud, mouillé, sur la région des lombes, les lavements émollients et les bains de même nature (pour les femelles de petites espèces) suffisent ordinairement pour en obtenir la guérison. Si l'inflammation est intense, que le pouls soit accéléré, que les symptômes deviennent plus alarmants, que la réaction soit grande, outre les moyens précités, on doit avoir recours aux saignées générales; on enveloppe la région lombaire et même tout le corps de couvertures de laine trempées dans une décoction de graine de lin ; il faut avoir soin de tenir cette décoction chaude et de la renouveler au fur et à mesure que la température s'abaisse, toujours en ayant la précaution d'exprimer la plus grande partie du liquide que contiennent les couvertures avant d'en couvrir l'animal ; on pourrait même, pour ne pas découvrir ce dernier, arroser légèrement ces couvertures sans les déplacer. Ces moyens employés à temps opportun amènent souvent la résolution. Dans tous les cas, la diète et les boissons nitrées doivent seconder les moyens thérapeutiques énoncés.

Quand la maladie est passée à l'état chronique, ce qui s'observe fréquemment dans la vache, de la matrice desquelles l'arrière-faix n'a pas été expulsé ni extrait, il faut autant que faire se peut tâcher d'enlever ce corps qui est en putréfaction et qui entretient la phlogose, et faire en sorte, si on ne peut agir avec la main, de l'éliminer au moyen de substances médicamenteuses qui agissent d'une manière spécifique sur l'utérus en provoquant des contractions dans cet organe; ces substances, dites emménagogues, sont : la sabine, la rue et le seigle ergoté; les deux premières substances s'administrent à la dose d'un litre de décoction bien chargée, et la dernière, en poudre, dans un véhicule aqueux, à la dose de quatre gros à une once. Ces doses sont pour les grandes femelles, et peuvent être réitérées une ou deux fois dans les vingt-quatre heures, si le cas l'exige. Pour les femelles de petites espèces, les doses doivent être proportionnées en raison de leur stature. Cette cause étant éloignée, les injections émollientes dirigées dans la cavité utérine remplissent fort bien l'indication; si l'écoulement persiste, on remplacera ces injections émollientes par des injections restrictives.

Si la terminaison par gangrène a lieu, l'art étant insuffisant dans ce cas, il faut regarder l'animal comme perdu et le déclarer au propriétaire.

De la Metro-Péritonite.

Il arrive que la membrane péritonéale

s'enflamme par suite de l'inflammation de la matrice, alors il y a metro-péritonite. Cette grave affection qui survient à la suite de la parturition s'annonce par une foule de symptômes ; outre ceux que l'on observe dans la métrite et dont il est inutile de faire ici l'énumération (voyez le chapitre précédent), d'abord l'animal éprouve des frissons, les flancs sont tendus, douloureux, la respiration est courte, comme onduleuse, le pouls est dur, petit, fréquent, la peau est sèche, sa température peu élevée, l'animal se couche et se relève aussitôt, il se livre à quelques mouvements désordonnés et éprouve de la douleur par la compression des parois abdominales, la disparition de la sécrétion laiteuse, la rumination a disparu dans la vache, la brebis et la chèvre, l'appétit est nul, les excréments sont rares, durs, coiffés, souvent même il y a constipation ; dans la chienne le vomissement vient souvent ajouter aux symptômes. Quelquefois le calme renaît au bout d'un certain temps ; mais la bête reste triste, abattue, le pouls devient intermittent, inexplorable, enfin c'est la gangrène qui s'empare des organes souffrants et qui ne tarde pas à occasionner la mort de l'individu. Quand la maladie prend une marche favorable, les symptômes disparaissent petit à petit, le pouls reprend de la force et de la souplesse, la gaieté revient, l'appétit commence à reparaître ainsi que la sécrétion du lait, enfin tout tend à rentrer dans l'état normal; mais la résolution, seule terminaison heureuse, se laisse souvent désirer, et dans la majeure partie des cas l'animal succombe à la funeste terminaison par gangrène.

Traitement.

Le traitement doit être analogue à celui de la métrite très-aiguë, c'est-à-dire les saignées générales au début, les révulsifs sur la peau et le tissu cellulaire, quand les déplétions sanguines ont été suffisantes. Dans ce but on applique à la face interne des cuisses ou à la région sternale, des vésicatoires ou des sinapismes. Ces derniers sont préférables à cause qu'ils produisent un engorgement dont la scarification provoque des saignées locales, toujours très-salutaires dans ce cas; à ces moyens on associe les fomentations émollientes sur l'abdomen que l'on enveloppe de couvertures de laine chaudes, que l'on plonge de temps en temps dans le liquide émollient, de manière que le corps soit pour ainsi dire dans un bain permanent. Quant aux petites femelles on leur fera prendre des bains généraux et tièdes; les boissons mucilagineuses légèrement acidulées ou nitrées auxquelles on ajoute un diète sévère, et plusieurs lavements émollients par jour. Cette médication est la plus rationnelle que l'on puisse mettre en usage en pareille occurrence.

De la Paralysie du train postérieur.

La paralysie qui survient assez fréquemment à la suite de la parturition, n'est quelquefois qu'un symptôme de métrite aiguë; cependant on la rencontre très-souvent non accompagnée de l'inflammation de la matrice, à la suite d'une parturition laborieuse qui a nécessité de grands efforts pour faire franchir, au produit de la conception, le trajet qu'il doit parcourir pour sortir de l'antre utérin, d'où il est résulté une compression trop forte des filets nerveux qui se distribuent dans la région du bassin, et quelquefois même une commotion de l'extrémité postérieure de la moelle épinière. Cette paralysie n'est accompagnée d'aucun autre symptôme ; toutes les fonctions s'exécutent régulièrement, seulement le derrière ne peut plus se mouvoir.

Cette affection plus fréquente dans la vache que dans les autres femelles, doit être combattue par les frictions spiritueuses, essentielles de térébenthine, les liniments ammoniacaux le long des membres paralysés, sur les reins et la croupe, les lavements émollients ou purgatifs, selon la difficulté qu'éprouve l'animal pour expulser les matières fécales, les boissons blanchies avec la farine d'orge, dans lesquelles on fera dissoudre deux ou trois onces de nitrate de potasse par jour

(pour la jument et la vache), une nourriture saine, nutritive et de facile digestion. Nous avons quelquefois obtenu des résultats satisfaisants en révulsant sur le tube digestif, par des purgatifs drastiques administrés à différentes reprises, en laissant entre chaque administration un intervalle de trois à quatre jours. Certains praticiens conseillent l'emploi de sachets d'avoine cuite sur les reins.

Si ces agents thérapeutiques restent sans effet, si les mouvements ne se rétablissent pas au bout de quinze à vingt jours, on peut avoir recours à l'application des vésicatoires, de la cautérisation actuelle, sur la région des lombes et sur la croupe. Tous ces moyens doivent être secondés par un repos absolu : l'animal sera placé sur une bonne litière que l'on aura soin de renouveler deux ou trois fois par jour, en changeant en même temps la position du malade, c'est-à-dire en le retournant chaque fois.

Si la paralysie du train de derrière est le résultat d'un métrite aiguë, il faut combattre cette affection par les moyens que nous avons indiqués en traitant de la métrite, et ne recourir aux excitants que nous avons énoncés plus haut, que quand la maladie primitive est combattue; car souvent la cause ayant cessé, les effets disparaissent spontanément.

De la Mastoïde.

L'inflammation des glandes mammaires ou des mamelles porte le nom de mastoïde. Elle se présente sous forme d'engorgements formant des nodosités inégales, bosselées, dures, douloureuses, dans certains cas sans changement de couleur à la peau, l'écoulement du lait se fait avec douleur quand les canaux excréteurs prennent part à l'irritation; la quantité du liquide en est moins abondante; ce fluide est parfois mêlé avec du sang; il sort quelquefois aussi par un ou deux mamelons du sang pur. Cet état n'est pas toujours le même, l'inflammation peut devenir plus intense; alors la mamelle est chaude, rouge chez les femelles dont l'épiderme de cette partie est blanc; tendue, douloureuse.

Cet excès de phlogose est accompagné d'une fièvre de réaction intense. Quelquefois ces tumeurs se ramollissent et forment des abcès dans l'épaisseur même de la glande. Ces abcès se font ordinairement jour au dehors les uns après les autres; lorsque cette circonstance a lieu, la guérison se fait attendre plus ou moins longtemps; il n'est pas rare de voir dans la brebis cette inflammation se terminer par gangrène et déterminer la mort du sujet. Il arrive quelquefois que les symptômes inflammatoires disparaissent et que l'engorgement seul persiste; la glande reste dure, elle est raboteuse, à peu près insensible, sans changement de couleur à la peau; la maladie est alors passée à l'état chronique et dégénère souvent en squirrhe ou cancer de cet organe. La chienne est de toutes les femelles celle qui nous offre le plus souvent l'exemple de cette dégénérescence.

L'accumulation du lait immédiatement avant la parturition ou incessamment après, ou pendant l'allaitement, paraît être la cause principale de cette altération; aussi la rencontre-t-on dans les femelles abondantes en lait et qui ont les glandes mammaires volumineuses ; les coups, le froid, les courants d'air peuvent aussi y donner lieu.

Traitement.

Le traitement de la mastoïde doit commencer d'abord par le débarrassement des glandes mammaires au moyen de la succion ou de l'action de traire pour faire disparaître l'engorgement laiteux ; on tient la partie chaudement au moyen d'un bandage matelassé que l'on imbibe d'une décoction émolliente chaude, ou d'un cataplasme émollient anodin, toujours en évitant l'accumulation du lait dans les mamelles. Si l'inflammation est forte, la fièvre de réaction intense, on doit recourir aux saignées générales ; certains praticiens préconisent la saignée à la veine mammaire ou sous-cutanée de l'abdomen. Ces moyens thérapeutiques doivent être secondés par une diète plus ou moins sévère. S'il se forme des abcès on les ouvre, on déterge la plaie et on la panse avec des étoupes sèches ou imbibées d'alcool camphré ou de teinture d'aloès, selon l'indication. Si la gangrène s'empare de l'organe, on scarifie la partie que l'on recouvre d'étoupes chargées d'essence de térébenthine ou d'ammoniaque liquide, de styrax, de quinquina en poudre, etc., etc. Le pansement dans ce cas doit être renouvelé trois ou quatre fois dans le courant d'une journée et continué jusqu'à ce que les tissus aient repris une teinte rougeâtre et sécrètent un pus blanc, crêmeux, enfin un pus louable. Si la maladie passe à l'état chronique, on doit mettre en usage des agents capables de provoquer la résolution ou la suppuration, tels que les frictions spiritueuses, les liniments ammoniacaux, camphrés, savonneux, etc. Les purgatifs secondent souvent d'une manière efficace les topiques précités. Si l'engorgement passe à l'état squirrheux, pour mettre un terme à cette dégénérescence on doit faire l'ablation de la glande mammaire.

Du renversement du vagin, ou plutôt du relâchement de la membrane vaginale.

Le renversement du vagin, quoique rare après la parturition, se rencontre cependant quelquefois dans la vache; c'est la membrane muqueuse qui tapisse le conduit vaginal qui est relâchée et entraînée au dehors par son propre poids; elle forme au pourtour de la vulve un paquet plus ou moins volumineux, rouge, quelquefois violet, rentrant spontanément quand l'animal se relève ou par une légère pression, et reparaissant au moindre effort ou quand l'animal se couche.

Le renversement du vagin ne se rencontre pour ainsi dire que dans les ruminants; la vache nous offre fréquemment ce cas lors d'une gestation avancée, à l'approche de la parturition. On l'observe encore quelquefois à l'époque du rut ou des grandes chaleurs.

La réduction est, comme nous l'avons dit plus haut, souvent spontanée et constamment facile à opérer; quand la vache se couche, la partie sort de la cavité vaginale et y rentre quand elle se relève. Lorsque la réduction est opérée, soit spontanément ou par une douce pression au moyen de la main, il suffit, dans la majeure partie des cas, de faire une litière plus relevée postérieurement, de manière à donner à la croupe de l'animal une direction oblique d'arrière en avant et de haut en bas; cette direction force la partie relâchée à s'enfoncer vers le fond du bassin, et partant, prévient la récidive. On emploie encore la suture enchevillée pour rapprocher les lèvres de la vulve en laissant toutefois la commissure inférieure libre pour permettre aux urines et aux autres matières provenant de la matrice, de s'écouler; ce moyen est très-bon pour les femelles qui ne sont pas en état de gestation; mais pour celles qui sont pleines, cette suture peut être nuisible si on ne l'ôte à temps, c'est-à-dire avant l'époque de la parturition; car les efforts expulsifs de la mère pour se débarrasser du fœtus déchireraient les lèvres de la vulve, d'où résulterait une inflammation plus ou moins intense. Du reste, ce renversement ne devient dangereux qu'autant que la muqueuse vaginale se trouve froissée, enflammée par les nombreuses sorties ou par la présence de matières étrangères qui l'irritent; alors on fait usage d'injections émollientes dirigées dans la vulve; enfin on se comporte dans cette occurrence comme il est indiqué à l'article *vaginite*.

Du renversement de l'utérus.

Le renversement de l'utérus est un accident assez fréquent dans les femelles domestiques; la jument, la vache et la brebis y sont les plus sujettes, vu que ces femelles sont unipares dans le plus grand nombre des cas, et que le produit de la conception étant plus volumineux, doit, pour être expulsé de la matrice, exiger de la part de la mère un concours d'efforts violents qui déchirent, dilacèrent les ligaments suspenseurs de la matrice et forcent cet organe à se replier sur lui-même, en un mot, à se retourner, à se renverser.

Cette lésion consiste dans le renversement total de l'utérus ; cet organe se replie sur lui-même comme un bonnet de nuit, de manière que sa face interne est à l'extérieur et en dehors de la cavité pelvienne; il forme, selon l'espèce à laquelle appartient la femelle, une masse plus ou moins volumineuse, irrégulière, rouge, quelquefois violette, qui pend entre les membres postérieurs et se prolonge souvent jusqu'aux jarrets.

Le renversement de la matrice ne s'observe qu'à la suite de la parturition, surtout d'une parturition laborieuse, où l'on aura dû employer la force pour extraire le petit sujet; à la suite de manœuvres inconsidérées, mal entendues, et d'efforts expulsifs trop énergiques de la part de la femelle, pour se débarrasser du fœtus ou de l'arrière-faix, ou provoqués par une irritation quelconque des organes de la génération.

Dans la jument, le cas de renversement est beaucoup plus rare que dans la vache; mais il est infiniment plus dangereux ; souvent une inflammation violente vient embraser la matrice, le péritoine, etc., et occasionner la mort.

Traitement.

Le traitement doit consister dans la réduction et le maintien de l'organe dans sa cavité respective ; mais avant de procéder à la réduction il faut approprier la partie pour ne pas laisser dans l'intérieur de la matrice des corps étrangers qui irriteraient et forceraient la mère à des efforts expulsifs qui pourraient amener la récidive ou occasionner une métrite. A cette fin l'opérateur doit placer l'organe renversé sur un linge propre, enlever avec un peu d'eau tiède les brins de paille ou autres corps qui s'y trouvent accolés. Si l'arrière-faix ou le délivre y est encore attaché, chose qui existe presque toujours, surtout dans la vache, on doit le détacher et l'extraire avec précaution ; chez la jument, le placenta, étant attaché à la face interne de la matrice par de petites granulations qui donnent à la partie un aspect rugueux, une légère torsion suffit souvent pour le détacher. Dans la vache l'utérus présente trente à quarante cotylédons qui sont autant de points d'attache du placenta ; l'opération est plus longue, plus difficile ; il faut détacher l'arrière-faix, cotylédon par cotylédon, en commençant par ceux qui sont les plus rapprochés de la vulve, et ainsi de suite jusqu'au dernier. Cette manœuvre doit être faite avec précaution ; l'opérateur appuie la main gauche à la base du cotylédon qu'il tient entre les doigts, en exerçant une légère pression, et de l'autre main il détache le placenta en exécutant une traction et un léger mouvement de torsion de bas en haut.

Tout étant bien disposé, l'opérateur doit se mettre en devoir pour faire la réduction. Si l'animal est debout, il lui fait tenir fortement la tête par un aide, pour l'empêcher de se jeter à droite et à gauche ; il fait relever l'utérus par deux aides au moyen d'un drap de lit ou d'un sac, jusqu'au niveau de la vulve ; après cela l'opérateur, le bras nu et les ongles taillés courts, procède à la réduction. Il saisit la corne de la matrice la plus avancée avec la main à demi fermée, de manière que la pression se fasse en partie sur la paume de la main et en partie sur les doigts fléchis; il pousse et refoule tout doucement l'organe sur lui-même, toujours en ayant soin de profiter du calme de la bête, car ce serait lutter en vain contre les efforts expulsifs; quand ils arrivent, il faut tenir ferme pour s'opposer à la sortie de la portion déjà réduite; le calme rétabli, on recommence de nouveau, et ainsi de suite jusqu'à la réduction complète. Il arrive souvent que la réduction n'est pas opérée totalement, et que le bras est trop court pour l'achever; alors il faut dégager avec prudence la main du fond de la matrice, l'y ramener et saisir plus postérieurement l'organe, et exercer une nouvelle pression sur ses parois. Souvent quand on a réduit jusqu'à la longueur du bras, surtout si l'on a eu la précaution de donner à la croupe plus d'élévation qu'au train antérieur, la réduction s'achève spontanément, l'utérus rentre par son propre poids.

Si l'animal est couché, ce qui arrive le plus fréquemment, surtout dans la vache, la matrice, placée sur un linge propre comme il a été dit plus haut, la croupe plus élevée que le devant, l'opérateur se couche à plat ventre sur la paille, prenant avec les pieds un point d'appui sur un mur, un pieu, ou plutôt sur le pied d'un aide, et procède à la réduction de la même manière que si l'animal était debout.

Un auteur conseille, pour réduire l'utérus, de refouler dans le vagin la portion qui se trouve la plus rapprochée de cette cavité, de manière à faire rentrer le premier ce qui est sorti le dernier. Nous doutons beaucoup de la réussite de ce procédé, et nous croyons même qu'il est dangereux, attendu qu'en s'y prenant de la sorte on doit forcer les parties pour les faire rentrer, chose qui ne peut s'exécuter qu'avec beaucoup de peine et qu'en meurtrissant, broyant et dilacérant les membranes, les mamelons et les cotylédons de cet organe.

Un autre conseille de se servir du pessaire

pour réduire la matrice. Ce procédé vaut mieux que le précédent, mais il est préférable de se servir de la main en pareille occurrence, que de moyens mécaniques.

La réduction étant terminée, l'opérateur tient le bras dans la matrice jusqu'à ce que les parois se contractent et reviennent sur elles-mêmes; alors il dégage avec précaution le bras et procède à l'application d'un bandage contentif qui s'oppose à la récidive. Ce bandage contentif qui nous a toujours servi avec succès dans les cas nombreux de renversement de matrice, se compose de deux longes en corde que l'on réunit par un nœud double qu'on ne serre pas, de manière à laisser à cette réunion une ouverture ovale qui embrasse la vulve en comprimant latéralement et en laissant libre la commissure inférieure pour permettre l'expulsion des urines ou d'autres matières. Ce bandage, dont on peut garnir les bords avec des étoupes ou du linge fin pour prévenir le froissement des tissus qu'il comprime, va se fixer par ses quatre extrémités à une sangle qui ceint la poitrine;

les deux supérieures embrassent la queue et vont se fixer sur le dos à droite et à gauche; les deux inférieures embrassent le pis ou les mamelles et se fixent sur les parois latérales du thorax. (Voir la planche n° 1.)

Des auteurs préconisent, pour maintenir la matrice dans la cavité pelvienne, l'usage d'un pessaire, qui consiste en une tige de bois de deux à trois pieds de longueur, selon la taille de l'animal, pourvue à l'une des extrémités d'une pelote d'étoupe ou de linge fin, de grosseurs variées, et à l'autre d'une petite traverse en forme de palonnier, qui sert à attacher les courroies pour fixer l'instrument lorsqu'il est enfoncé dans la matrice. Il suffit, pour faire rejeter cet instrument, de réfléchir à la présence d'un corps étranger aussi lourd et aussi volumineux, sur des membranes plus ou moins enflammées, ainsi qu'à la difficulté que l'on éprouve pour le retirer quand on juge que sa présence n'est plus nécessaire; le col de la matrice étant resserré, il faut faire de grands efforts pour vaincre la résistance qu'il oppose; et si la pelote ne se trouve pas fixée assez solidement, elle se détache, reste dans la cavité de l'utérus, y séjourne et occasionne souvent une métrite ; du reste, les efforts expulsifs et le trépignement de l'animal annoncent le danger de mettre un pareil procédé en usage.

Des vétérinaires conseillent de construire un pessaire avec une vessie, au col de laquelle on attache une tige de bois creuse, assez longue pour sortir de la vulve et être fixée au dehors. Après avoir opéré la réduction de l'utérus, on introduit dans sa cavité une vessie vide que l'on insuffle par le creux de la tige, de manière à remplacer la pelote d'étoupe ou de linge ; la vessie ainsi gonflée, on empêche l'air de s'échapper par la canule au moyen d'un bouchon que l'on adapte à son extrémité. Malgré les grands avantages de ce pessaire sur l'autre, il n'est pas non plus sans inconvénient; la tige de bois irrite toujours par sa présence la membrane muqueuse vaginale ainsi que le col de la matrice; mais si l'on se décide à faire usage de l'un de ces instruments, il faut choisir le dernier, vu qu'il exerce une pression plus douce et plus égale sur la face interne des parois de l'organe, et à cause de la grande facilité avec laquelle on le retire; il suffit d'ôter le bouchon de la canule, l'air s'en échappe et on ramène la vessie sans aucun effort. Quoi qu'il en soit, le bandage contentif est préférable sous tous les rapports; il n'irrite pas la membrane muqueuse, ne provoque pas d'efforts de la part de la femelle, permet aux urines de s'écouler, et l'on peut faire des injections dans l'intérieur de la matrice, s'il y a nécessité, sans rien bouger à l'appareil.

Les soins subséquents doivent se baser sur l'indication; on emploie la diète sévère, les saignées et les lavements émollients si la réaction est forte et si l'animal se livre à des efforts expulsifs; les injections émollientes dans la matrice s'il y a inflammation; enfin on doit se comporter selon les modifications qui surviennent. Le plus souvent, dans la vache, il suffit de réduire et de maintenir l'utérus avec les précautions que nous venons d'indiquer pour obtenir une guérison complète.

Il est toujours prudent et même nécessaire de placer près de l'animal malade une personne de garde, tant pour lui administrer les soins que réclame son état, pour veiller à ce que l'appareil qu'on vient de lui appliquer ne se dérange pas, que pour empêcher la bête de se livrer à des efforts qui tendraient à la récidive. La litière sur laquelle on placera la femelle que l'on vient d'opérer, devra être construite de manière à ce que les organes contenus dans la cavité abdominale soient refoulés en avant par leur propre poids, c'est-à-dire qu'elle soit plus élevée derrière que devant et donne au corps de l'animal une direction oblique de haut en bas et d'arrière en avant.

De la Métrorrhagie.

Quoique rare dans nos animaux domestiques, la métrorrhagie existe quelquefois dans la jument et la vache ; elle se remarque par de légers frissons, le refroidissement des extrémités et même de toute la surface du corps, par l'écoulement du sang par la vulve; l'animal éprouve de la douleur aux lombes, présente de légères coliques, le pouls devient petit, faible, le train postérieur a de la peine à se soutenir.

On l'observe à la suite de la parturition laborieuse, de l'extraction de l'arrière-faix, faite avec impéritie et sans précaution en l'arrachant par lambeaux. Les déchirements de l'utérus, l'usage des substances dites abortives, données à grandes doses, l'organe étant déjà enflammé, enfin la présence d'un foetus mort depuis quelque temps sans pouvoir être expulsé, sont les causes de l'hémorrhagie utérine.

Traitement.

Le traitement de la métrorrhagie doit consister dans tous les moyens capables d'arrêter l'écoulement du sang. Ainsi on place l'animal dans un endroit frais, on le soumet à l'usage de l'eau blanche, froide, nitrée; on dirige des injections d'eau très-froide vinaigrée dans la matrice; on fait des douches de même nature sur la région des lombes, la face interne des cuisses. On conseille la saignée quand la malade est forte, pléthorique; on a aussi conseillé le tamponnement. Si l'hémorrhagie est le résultat de la présence d'un fœtus mort dans la matrice, il faut tâcher de terminer la parturition; souvent cette opération achevée, l'écoulement du sang cesse presqu'à l'instant même; dans tous les cas, les agents thérapeutiques doivent être puisés dans les médications astringentes et restrictives.

MALADIES

DES NOUVEAU-NÉS.

Occlusion des ouvertures naturelles.

Les ouvertures naturelles telles que l'anus, la vulve, l'urèthre et les paupières se trouvent quelquefois totalement imperforées lors de la naissance. Ce vice congénial est d'autant plus dangereux qu'il obstrue une ouverture destinée à donner passage aux matières qui doivent être rejetées au dehors du corps de l'animal ; ainsi l'occlusion de l'anus, de la vulve et de l'urèthre, est toujours suivie de la mort si on n'y apporte remède en détruisant l'obstacle qui s'oppose à l'élimination des résidus de la digestion. Comme il a été dit au chapitre qui traite des règles générales à observer pendant et après la parturition, il est urgent de visiter toutes les ouvertures naturelles du nouveau né à sa sortie de l'antre utérin, afin de s'assurer si elles sont libres, et de détruire les obstacles, s'il s'en rencontre.

Lorsqu'il y a imperforation de l'anus, le vétérinaire doit y remédier le plus tôt possible, en pratiquant à la peau, dans l'endroit même où devait se trouver l'anus, une incision cruciale qui permette aux matières stercorales de s'échapper à l'instant; on en facilite d'ailleurs la sortie par les injections d'eau tiède ou en les extrayant au moyen d'une petite curette. Le jeune animal se trouve aussitôt soulagé et ne court plus aucun danger si l'intestin n'est pas encore enflammé, c'est-à-dire si l'opération a été faite immédiatement après la naissance. Mais souvent cette incision se cicatrise et l'accident se renouvelle, si l'on n'a pris les précautions convenables pour l'empêcher. M. Hurtrel-d'Arboval indique deux moyens pour prévenir la récidive ; le premier est d'engager et de maintenir pendant quelque temps dans l'ouverture un suppositoire, espèce de tente qui sert à écarter les lèvres de la plaie et que l'on retire de temps en temps pour faciliter les évacuations qu'on aide encore par un demi-lavement ; le deuxième, est d'extraire les angles des lambeaux de l'incision cruciale, afin d'anéantir leur tendance à la réunion ; on lubréfie les lèvres de la plaie avec un corps gras, pour en empêcher l'adhérence.

Les agneaux, les gorets et les chiens nous ont offert ce vice congénial ; des vétérinaires m'ont assuré l'avoir rencontré dans l'espèce chevaline.

La vulve est-elle imperforée, il faut, comme dans le cas d'imperforation de l'anus, pratiquer une incision à la peau qui bouche cette ouverture naturelle ; cette incision doit être faite dans la direction de la vulve, c'est-à-dire de bas en haut, et assez grande pour être en rapport avec la cavité vaginale. Cette opération étant faite, on écarte les lèvres de la plaie et l'on s'oppose à leur réunion, soit par un suppositoire comme il a été indiqué plus haut, soit par des emplâtres agglutinatifs disposés de manière à favoriser l'écartement de cette solution de continuité; on peut aussi y interposer un corps gras pour empêcher l'adhérence d'avoir lieu. Y a-t-il occlusion du canal de l'urèthre, une incision suffit pour permettre aux urines de s'écouler. On prévient la récidive en plaçant une sonde à demeure dans le méat urinaire jusqu'à ce que les lèvres de la plaie soient cicatrisées.

Sont-ce les paupières qui se trouvent réunies, il faut les diviser par une incision qui se prolonge de l'angle temporal jusqu'à l'angle nasal, de manière à mettre le globe de l'œil à découvert. Cette opération doit être faite avec précaution; il faut éviter de léser l'organe de la vision ; à cette fin, l'opérateur relève, au moyen d'une pince anatomique, la paupière, et l'éloigne du globe oculaire, puis, avec des ciseaux fins bien acérés il incise cette portion cutanée, y introduit une sonde cannelée qui doit guider son instrument et empêcher qu'il ne blesse la cornée lucide. L'incision étant suffisamment grande, le globe de l'œil étant bien à découvert, on maintient les paupières écartées l'une de l'autre par des emplâtres agglutinatifs qui agissent dans un sens opposé. On soustrait l'organe de la vision au contact de l'air et de la lumière par un bandage matelassé que l'on humecte de temps à autre, soit avec de l'eau fraîche, soit avec une décoction émolliente, selon l'indication : on doit tenir la même conduite jusqu'à parfaite guérison.

De la non oblitération de l'ouraque.

Nous avons observé maintes fois dans le cours de notre pratique que l'ouraque restait sans s'oblitérer; ce sont les jeunes poulains qui nous ont offert le plus d'exemples de cette petite infirmité. La non oblitération de l'ouraque s'annonce par la sortie de l'urine par le cordon ombilical; cette sortie se fait en même temps par l'urèthre et se renouvelle chaque fois que le jeune animal éprouve la nécessité de satisfaire à ce besoin ; alors il se campe, et deux jets d'urine ont lieu, l'un par l'ombilic et l'autre par le méat urinaire. Cette évacuation contre nature se manifeste à la suite de l'ulcération du cordon ombilical ou après la chute prématurée de la ligature de cet organe.

Les soins que réclame cette lésion consistent dans la ligature du cordon ombilical, le plus près possible de l'ombilic. Si la ligature ordinaire, ou au moyen d'une ficelle, ne peut être faite à cause de l'exiguité du bout libre du cordon, on la remplace par un casseau un peu convexe qui embrasse en même temps le cordon et la peau qui environne l'anneau ombilical, et maintient ainsi les parties rapprochées, jusqu'à ce que l'adhérence soit formée. Il est toujours prudent, dans ce cas, de maintenir le casseau par un bandage de corps ; cette précaution est d'autant plus nécessaire que l'arrachement du casseau pourrait occasionner le déchirement, l'ulcération de la peau, du cordon, du pourtour de l'anneau, et amener les résultats les plus graves.

De l'inflammation du cordon ombilical.

Le cordon ombilical est souvent, quelque temps après la naissance, le siége d'une inflammation assez forte, qui se termine par la formation d'un abcès. Cette affection s'offre d'abord sous l'aspect d'un engorgement rouge violet, avec chaleur et douleur; il y a aussi infiltration du tissu cellulaire qui environne cette région; bientôt cet engorgement devient dur, rénitent, tendu, la chaleur diminue, un point proéminent, la fluctuation se manifeste, enfin l'abcès est formé.

Les soins à apporter à cette lésion consistent dans les applications émollientes, telles que les fomentations d'eau de mauve, de graine de lin, des cataplasmes de même nature. Quand l'abcès est formé on l'ouvre avec le bistouri, on déterge la plaie avec un peu d'eau tiède et on la panse avec des étoupes sèches ou imbibées d'eau-de-vie ou de teinture d'aloès, selon l'indication; on maintient le tout par un bandage qui ceint le corps et que l'on fixe sur le dos. Ce sont les veaux qui nous offrent le plus souvent cette affection, qui se termine ordinairement au bout de six à huit jours.

De l'Arthrite.

L'arthrite se rencontre assez fréquemment dans les jeunes animaux; les poulains, les veaux et les agneaux nous en offrent chaque année de nombreux cas.

Les jeunes poulains à la mamelle sont sujets à des douleurs qui ont leur siége aux articulations des genoux, des jarrets, des boulets et quelquefois des épaules. Ces parties s'endolorisent, s'engorgent, le tissu cellulaire environnant s'œdématie; le poulain qui en est atteint boite, devient nonchalant, a de la peine à se tenir à la mamelle; cet état ne tarde pas à s'aggraver, si on ne lui oppose un traitement rationnel. Si la maladie continue sa marche ascendante, la claudication et l'engorgement augmentent, le petit animal ne peut plus se soutenir, il doit abandonner la mamelle, il reste constamment couché; le pouls devient petit, accéléré, la respiration est courte, plaintive; les excréments sont durs, rares et coiffés; quelquefois il y a constipation ; en un mot, il y a réaction générale qui ébranle et qui trouble toute l'économie. Cet état de choses ne tarde pas à le conduire au marasme et à la mort au bout de six à dix jours (1).

Les lésions que l'on rencontre à l'ouverture des cadavres se trouvent aux articulations qui ont offert de l'engorgement; les tissus sont mous, infiltrés de sérosité jaunâtre, il y a accumulation de synovie, les abouts articulaires sont plus ou moins tuméfiés, paraissent ramollis. Les traces d'inflammation que l'on observe sur la membrane mu-

(1) Cette affection si fréquente et qui fait chaque année un si grand nombre de victimes, mérite une sérieuse attention de la part des vétérinaires ; jusqu'ici aucun pathologiste n'en a fait mention ; c'est moi qui, le premier, en ai donné une description succincte dans l'ouvrage sur la Pathologie vétérinaire que je publiai en 1837.

queuse gastro-intestinale ne paraissent que secondaires.

L'étiologie jusqu'ici ne nous en est pas encore bien connue ; cependant, d'après ce que nous avons observé, nous sommes portés à établir que les principales causes dépendent de l'état de la mère, soit qu'elle se trouve échauffée ou soumise à une alimentation excitante trop abondante. Nous regarderons aussi comme pouvant contribuer à y donner lieu, les habitations humides, mal aérées, où les animaux croupissent dans l'ordure et le fumier.

Traitement.

Cet état pathologique réclame des soins prompts et bien entendus ; l'éloignement des causes doit d'abord fixer l'attention du vétérinaire ; on soumet la mère à un régime débilitant ; les boissons blanchies avec la farine d'orge et la paille formeront sa nourriture ; si elle est jeune, pléthorique, si le pouls est fort, si elle est échauffée, ce régime diététique sera secondé par une ou deux saignées, selon l'indication; on place le petit sujet sur une bonne litière, que l'on renouvelle tous les jours, et on leur procure une habitation sèche et bien aérée. Ces premiers soins observés, on oppose avec avantage à cette maladie les frictions excitantes d'alcool camphré, d'essence de lavande et de térébenthine sur les articulations souffrantes, le liniment ammoniacal, les vésicatoires, etc., etc.; on seconde ces topiques par des breuvages d'eau de mauve ou d'eau de graine de lin et par quelques lavements de même nature. Si la réaction se fait sentir, si le poulain ne peut plus aller seul à la mamelle, il faut l'y conduire et le maintenir tant qu'il tette; si cela le fatigue trop, ou si son grand abattement ne lui permet plus de sucer le lait de sa mère, on trait cette dernière et on lui fait prendre ce liquide sortant du pis. Ces soins et ces agents thérapeutiques sont quelquefois secondés avantageusement par la saignée; une livre et demie à deux livres de sang tiré à la jugulaire, m'ont procuré de bons résultats dans les poulains forts, nerveux, dont le pouls large et plein annonçait une fièvre de réaction assez sensible.

Les veaux et les agneaux nous offrent quelquefois aussi des cas d'arthrite; on combat cette affection par les mêmes moyens que l'arthrite des jeunes poulains.

De la Diarrhée et de la Constipation.

La diarrhée et la constipation ne sont, à proprement parler, que deux symptômes de maladie; cependant nous avons cru utile, pour nous mettre à la portée des éleveurs, de nous servir de ces deux désignations pour exprimer deux états maladifs.

La diarrhée s'annonce par la sortie plus ou moins abondante et souvent répétée de matières excrémentielles liquides. Ces matières sont quelquefois jaunâtres, verdâtres, sanguinolentes, selon l'intensité de la maladie dont elles ne font que déceler l'existence; en effet, elles sont toujours le résultat d'une inflammation plus ou moins forte de la muqueuse intestinale avec ou sans réaction sympathique sur les organes circonvoisins, et c'est vers le tube digestif phlogosé que le vétérinaire doit diriger les moyens curatifs. Ainsi on administrera au jeune animal malade, quelle que soit l'espèce à laquelle il appartient, des boissons émollientes, mucilagineuses, des lavements de même nature; si des symptômes de colique se font apercevoir de temps en temps, on aura recours aux bains généraux tièdes, à la saignée à la jugulaire ou à la queue par l'amputation, les lavements de décoction de têtes de pavot, les breuvages mucilagineux avec addition de dix à quinze gouttes de laudanum liquide de Sydenham; on peut réitérer la dose une ou deux fois dans le cours d'une journée, si la nécessité l'exige; enfin l'on emploiera tous les moyens capables de combattre l'inflammation dont la diarrhée n'est que le résultat. Il convient dans tous les cas, si le jeune sujet est encore à la mamelle, de soumettre la mère à une diète plus ou moins sévère et même de lui faire une saignée, si on la trouve échauffée.

La diarrhée arrive souvent, surtout aux poulains, quand les juments recherchent l'étalon, quand elles sont en chaleur ; alors il suffit que cette période soit passée ou que l'envie soit satisfaite par la copulation pour voir disparaître cette évacuation anormale. Les aliments échauffants, ceux de mauvaise qualité, les travaux excessifs, etc., en changeant, en viciant la nature du lait, provoquent assez souvent la diarrhée. Ces causes étant reconnues, il faut se hâter de les faire cesser, tout en employant les agents thérapeutiques que nous venons d'indiquer plus haut.

La constipation, comme nous venons de le dire, n'est qu'un symptôme; elle dépend le plus souvent d'une gastro-entérite avec réaction sur le foie; c'est au vétérinaire à rechercher quel est l'organe souffrant, quelle est la cause de cette constipation. Si elle est le résultat d'une gastro-entérite, il la combattra par les mucilagineux, tant en breuvages qu'en lavements ; si la constipation est opiniâtre et que l'on craigne pour les jours du petit sujet, on aura recours aux laxatifs et aux purgatifs doux. Tels sont le sulfate de soude et de potasse, administrés à la dose de trois à quatre onces dans un véhicule aqueux, l'huile de ricin à la dose aussi de trois ou quatre onces, pour les poulains et les veaux, la moitié pour les autres espèces. Si la constipation est entretenue par une hépatite, ce qui s'observe à la teinte jaune qu'offrent les muqueuses apparentes, telles que la nasale, la buccale ainsi que la conjonctive, on emploiera des agents plus énergiques : l'aloès à la dose d'une demi-once avec addition d'une once à une once et demie de sulfate de magnésie, de tartrate acidulé de potasse (crème de tartre) ou autres sels neutres jouissant de propriétés analogues. Des personnes m'ont assuré avoir obtenu de bons résultats de l'administration en breuvage d'une pinte d'huile de lin. La constipation combattue, souvent tout rentre dans l'état normal, la guérison est complète ; si l'inflammation persiste, on continuera le traitement antiphlogistique précité.

FIN.

EXPLICATION DES PLANCHES.

—

PLANCHE Ire.

Fig. 1re. Jument portant un bandage contentif. Ouverture ovalaire qui embrasse la vulve (*a a*); extrémités supérieures qui embrassent la queue (*b b*) et vont se fixer à la sangle qui ceint le corps (*c c*); extrémités inférieures (*d d*) qui embrassent les mamelles et vont se fixer à la sangle de chaque côté du sternum.

Fig. 2. Vache portant un bandage contentif. Ouverture ovalaire qui embrasse la vulve (*a a*); extrémités supérieures qui embrassent la queue (*b b*); nœud qui réunit ces deux extrémités au-dessus du sacrum (*c*); continuation de ces extrémités à droite et à gauche de la colonne vertébrale et qui vont se fixer au collier (*dd*), formé par un sac ou un drap de lit en avant des épaules. Les extrémités inférieures (*e e*) embrassent le pis et vont se fixer de chaque côté et en bas des épaules au collier (*d d*).

DU BANDAGE CONTENTIF ET DE SON APPLICATION.

Le bandage contentif, pl. 2, fig. 1, que nous employons pour maintenir la matrice après en avoir fait la réduction, se compose de deux cordes, de la grosseur du doigt, réunies dans le milieu par une espèce de nœud qui offre une ouverture ovalaire (*a*) qui doit embrasser la vulve ; les deux extrémités supérieures (*b b*) embrassent la queue et vont se réunir à une sangle sur les parties latérales du dos, en arrière du garrot ou à une espèce de collier en avant des épaules ; les deux extrémités inférieures (*c c*) embrassent le pis ou les mamelles et vont se fixer à la sangle de chaque côté du sternum ou au collier de chaque côté et en bas des épaules.

DU CROCHET-FORCEPS ET DE SON APPLICATION.

Les difficultés que j'ai éprouvées dans de

nombreux cas de parturition laborieuse, difficultés d'autant plus grandes que les instruments employés en médecine vétérinaire pour terminer ces opérations étaient imparfaits et d'une très-difficile application, m'ont suggéré l'idée de faire construire le crochet-forceps. Cet instrument, simple et d'une facile application, a répondu parfaitement à mon attente, et je puis dire, je crois, que de tous les forceps décrits jusqu'à ce jour pour la parturition, il n'en est aucun qui porte comme le nôtre le caractère d'une application générale, et qui ne soit inférieur, sous tous les rapports, au crochet-forceps dont voici la description, planche 2, fig. 2.

Ce petit instrument se compose d'une tige de fer (*a*) très-flexible, de deux pieds et demi à trois pieds de longueur, de la grosseur d'une plume d'oie, susceptible de se plier et de se contourner à la volonté de l'opérateur; l'une des extrémités de cette tige porte un crochet (*b*) en bon acier trempé de trois quarts de centimètre de largeur sur son plat, formant une ouverture d'un pouce et terminé par une pointe tranchante un peu arrondie ; l'extrémité opposée porte une traverse (*c*) cylindrique de trois pouces de longueur et de la grosseur du petit doigt, formant deux angles droits avec la tige à laquelle elle est rivée ou soudée.

Pour se servir de ce forceps et en faire une application facile, l'opérateur, après avoir reconnu la partie et l'endroit sur lequel il doit l'appliquer, saisit l'instrument de la main droite, la gauche étant dans la matrice pour ne pas perdre le point qui doit le recevoir, l'introduit tout le long du bras, la pointe tournée en bas, jusqu'à ce qu'il arrive à la paume de la main qui doit le fixer. Alors, contournant la pointe du crochet vers l'endroit d'élection, il le fixe par un mouvement qu'il imprime à la traverse qu'il tient de la main droite.

Pour introduire le crochet-forceps facilement, l'opérateur doit se placer de manière à ne pas être gêné par sa position; il doit effacer son corps autant que possible; qu'il soit placé dans la direction du bras gauche avec lequel il forme un angle droit. Passant de la main droite l'instrument sur sa poitrine, il l'enfonce dans le vagin et le dirige comme il est indiqué plus haut.

Le vétérinaire doit être pourvu de trois crochets, quoique dans la majeure partie des cas il ne doive pas se servir de tous à la fois; le plus souvent il n'en applique qu'un seul pour ramener une partie déviée, mais il arrive aussi qu'il doit en appliquer deux et quelquefois tous les trois ensemble, pour agir avec force sur un point. C'est ordinairement aux orbites et à la symphise maxillaire qu'on les adapte pour imprimer sur la tête une forte traction; dans ce cas et pour éviter que des saccades inégales n'aient lieu et qu'un crochet ne s'échappe, ce qui pourrait blesser l'opérateur et la matrice ou le vagin de la femelle, on réunit les tiges des crochets par une corde et l'on fait agir les aides sur un seul point.

FIN DE L'EXPLICATION DES PLANCHES.

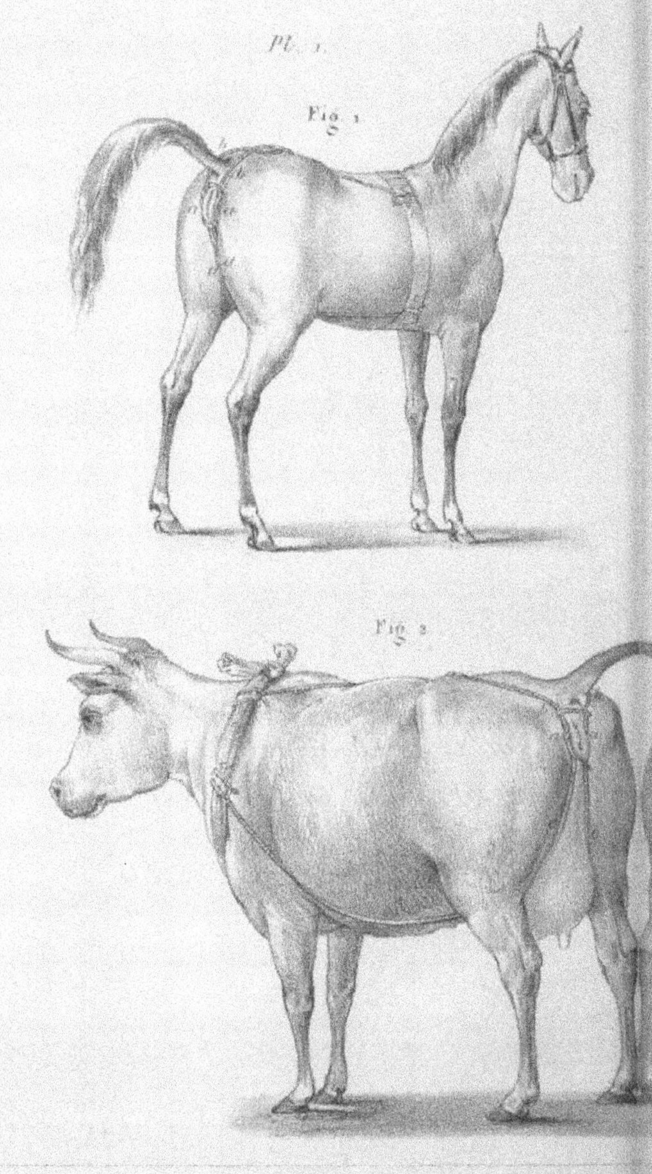
Pl. 1.
Fig. 1
Fig. 2

Pl. 2

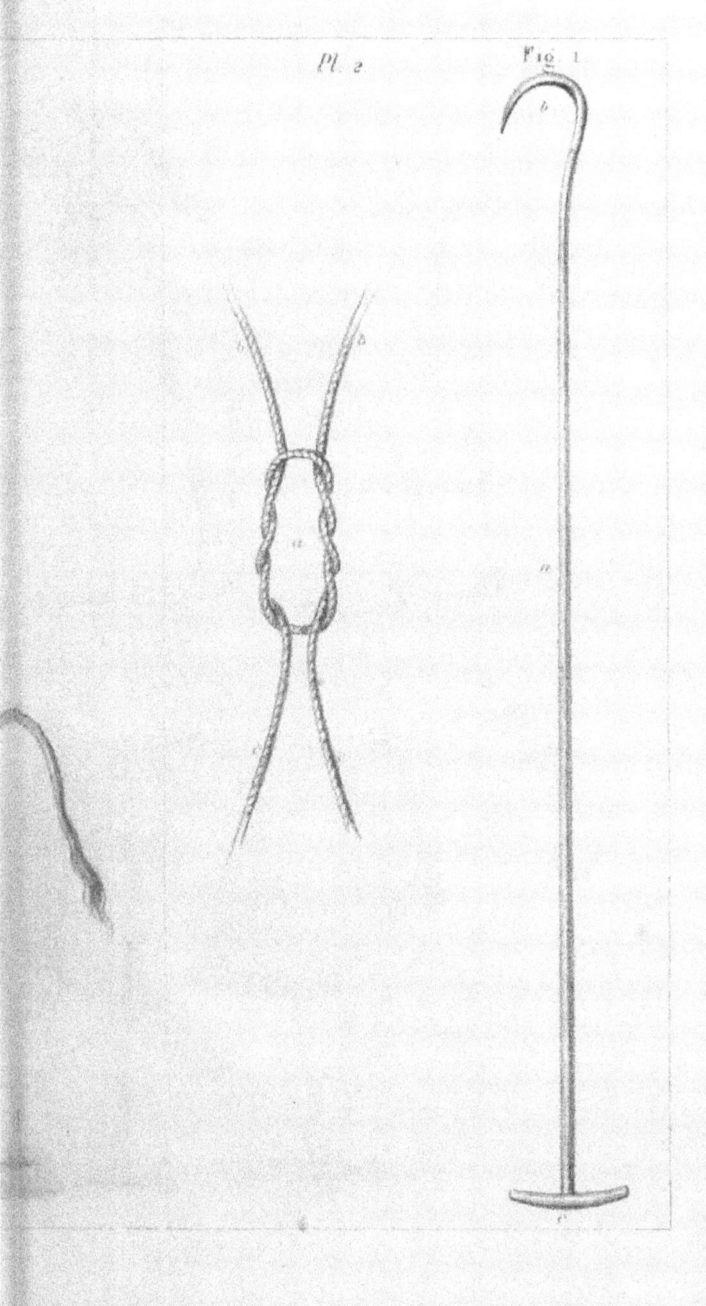

TABLE

DES MATIÈRES.

FIN DE LA TABLE.

www.ingramcontent.com/pod-product-compliance
Ingram Content Group UK Ltd.
Pitfield, Milton Keynes, MK11 3LW, UK
UKHW022102260726
13993UKWH00001B/275

9 782329 229669